「運動神経」の革命

別冊宝島編集部 編

宝島社

「運動神経」の革命

INTRODUCTION あきらめるのはまだ早い！

運動神経はまだまだよくなる！

白石豊

同僚にゴルフやスキーに誘われても、いつも尻込みしてしまうアナタ。
運動神経の良し悪しは生まれつきのもの……と決めつけてはいないだろうか？
あなたのスポーツ下手の原因は、ただ方法が間違っていただけの話。
正しいスポーツ上達法を身につければ、今からでも運動神経はグングン伸びるのだ！

30代、40代でも運動神経は伸びる！

１９９７年、私は光文社から『運動神経がよくなる本』を出版しました。私がこの本を書いたきっかけは、その年の3月に、光文社の編集の方が1冊の本を携えて私の研究室を訪ねてきたところにあります。

その本とは、京都大学名誉教授の川畑愛義先生がお書きになった『背がグングン伸びる本』（87年、光文社カッパブックス）でした。その中で川畑先生は、身長のような、まさに遺伝的なものとして考えられてきたものですら、後天的な要因が実に77％も占めているというのです。

川畑先生のご本は、この十数年の間に三十数刷を超えるロングセラーとなっています。その理由は、先生の理論と方法の確かさはもちろんですが、その背景に、身長についてコンプレックスを抱いている人が予想以上に多いからではないか。そしてこうしたコンプレックスは、身長よりも運動についてのほうがもっと大きいのではないかということでした。

たしかに小学校でも、体育の時間に跳び箱が跳べなくてベソをかいたり、かけっこをすればいつもビリ、ボール運動ではボールに触ることもできないで、つまらなさそうにしている子どもたちがたくさんいます。逆に、運動がとても得意な子どもたちもたくさんいます。

こうした差は、実は子どもより大人のほうがはるかに大きいのですが、大人の場合は子どもと違って体育の授業のようなノルマがありません。ですから、積極的にスポーツをやらなければ、下手さ加減がバレないで済むというわけです。

俗に「運動神経がいい」とか「悪い」とか言われますが、実際に運動神経という神経があるわけではありません。運動のうまい人を、そのように表現するわけです。この運動神経の良し悪しは、しょせん生まれつきのもの、つまり遺伝だからしかたがないと考えている人が多いことも事実です。でもこれは本当なのでしょうか。答えは、「ノー」です。

スポーツ科学の中に、「運動学」という学問があります。そこでは人間の運動が一生の中でどのように発達していくのかということ（運動発達論）や、運動が上手になっていくプロセス（運動学習論）、さらにはそれぞれの運動が上手にできるポイント（運動技術論）や、それに応じた効率的な指導法（運動指導論）などが研究されています。

こうした学問の立場から考えると、ある運動がうまくできなくて途方に暮れている人でも、その原因を明らかにし、具体的な手だてを講じれば、その人に運動ができる喜びや楽しさを実体験させることができます。つまり、いわゆる「運動神経がいい」と言われるところまで上達させることが可能なのです。

ここでお断わりしておきたいのは、私が「運動神経がいい」と言うレベルは、会社の仲間たちとゴルフやテニス、あるいはスキーなどをやったとしても、たいていはそつなくこなし、みんなと一緒に充分楽しめるというぐらいの水準を指しているということです。

具体的には、ゴルフなら90前後のスコアでラウンドできる、スキーならばゲレンデをパラレルターンでスイスイ滑り降りてこれるぐらいのイメージです。

それでは次に、現代のスポーツ科学から見た運動の上達プロセスを概観してみましょう。

「眼」と「心」を使ったスポーツ上達法

日本語で「発達」というと、右肩上がりに順調に成長していくイメージを持つ人が多いようです。しかし、日本語の「発達」に相当する英語のdevelopmentやドイツ語のEntwicklungというのは、実はそうではありません。

運動学の本場のドイツで運動発達というときは、人間が生まれてからさまざまな運動を習得、習熟し、それを保持し、そしてまた失っていくという一連のプロセスを意味しているのです。

それを年齢経過で言えば、「乳児期」（0歳）、「幼児期」（1歳～5歳）、「小学校低学年」「小学校高学年」「思春期」「青年期」「成年期」「老年期」といった区分となります。

さらにこれらの中でも、人間が運動を身につけていくうえでもっとも適した時期が3つあります。第1期は、直立して歩くようになった1歳児から就学前の5歳ごろまで。第2期は、小学校の4年生ごろから第2次性徴が始まる直前までの3年ほどの間、第3期は、第2次性徴の後半期となる14～15歳ごろから青年期までです。

この3つの時期は、人間が運動を身につけたり上手になっていく「黄金時代（ゴールデンエイジ）」ともいうべきときです。ここまで読まれてお気づきのように、スポーツでもそのほかの技芸でも、幼児期、少年期、青年期のゴールデンエイジに、適切な環境でよい指導を受けることが、名人上手となるためには不可欠なのです。たしかにチャンピオンを目指すのであれば、これらの各時期を、その時々に応じて適切に過ごしてこなくては、夢を実現することは難しいでしょう。

となると、中年からでもスポーツ上手になれると思ってここまで読んできたのに、「自分の運動神経の鈍さは、てっきり親ゆずりだと思っていたけど、そうじゃないというのはわかったよ。でも、今の僕（私）の駄目さ加減は、結局、子どもの頃に身体を動かさなかったからだってことだろう。やっぱりもう手遅れってことじゃないか」と、がっかりされた方も多いかもしれません。

でも、あきらめるのは早すぎます。チャンピオンにはなれないかもしれませんが、「あの人、どんなスポーツでもけっこう上手にできるよねぇ」と言われる程度、つまり「運動神経がよい」と言われるレベルには、何歳になってもなることができるのです。そのカギとなるのが、眼と心を使った上達法です。

私たち人間のあらゆる行動は、すべて脳によってコントロールされています。そして肉体と精神は表裏一体のものであるにもかかわらず、どういうわけか行動を左右する重要な要素である心の面については、充分な取り組みがなされていなかったきらいがあります。

たとえば年齢や性別に関係なく、誰もが楽しむことのできるスポーツのひとつにゴルフがあります。そのゴルフに関しては、これまで世界中でおびただしい数の本が出版されてきました。しかし、そのほとんどは、クラブをどう振ったらいいのかについて書かれたものなのです。こうした技術的なことをすべて理解すれば、ボールがうまく打てるかというと、実はそんなことはないのです。

私の手元に『長嶋茂雄語録集』という本があります。その中には、長嶋さんの勝負強さの秘密をうかがわせる言葉がたくさん収録されていますが、次の長嶋語はそれを代表するものではないでしょうか。「球がスーッと入ってくればガンと打つ。今日のホームランは3本ともそれですよ。ヤマをかけず、打率のことも考えず、スーッとくればガン。これですよ」

これは、昭和37年7月19日の中日とのダブルヘッダーで、それまで不振にあえいでいた長嶋さんが、突如3本のホームランをかっ飛ばし、強烈に復活をアピールした直後の言葉です。シンプル・イズ・ベストとは、まさにこのことを言うのでしょう。野球版「無我の境地」と言ってもいいでしょう。

大人には大人のための上達法

禅の世界では、こうした境地のことを「只管」と言い、ただただ座禅することを只管打坐と言ったりします。また、そのときの心の持ち方を「莫妄想」（妄想すること莫かれ）と言ったりします。こうした仕組みをスポーツの上達法に応用したのが、次に紹介するアメリカのティモシー・ガルウェイです。

名門ハーバード大学で心理学と東洋思想を学んだガルウェイは、テニスのレッスン・プロをしながら、インドのヨーガの哲学を基盤とした独特のスポーツ指導論を築き上げていきました。心の力、とりわけ精神集中を利用した彼のスポーツ上達法は「インナーゲーム」と呼ばれ、スポーツ科学者よりも、むしろ実践の場で激しい戦いを強いられているプロの間で高く評価されています。

本書では、このインナーゲームの手法なども取り入れながら、「大人のための、とっておきのスポーツ上達法」をご紹介します。

運動神経が飛躍的に伸びる「3つのゴールデンエイジ」は、はるか彼方に過ぎ去ってしまった皆さんも、ややこしい理論の呪縛から解き放たれて、自分の感性の導くままに身体を動かし、新たなスポーツライフを楽しまれてはいかがでしょうか。信じられないかもしれませんが、こんな簡単な方法で、皆さんの運動パフォーマンスは、驚くほど違ってくるはずです。

白石　豊（しらいし・ゆたか）
1976年、東京教育大学体育学部卒業。1979年、筑波大学大学院体育研究科修了。現在、福島大学人間発達文化学類教授。大学で「運動形態学」「メンタルマネジメント」などを講義する一方で、アトランタオリンピック日本女子バスケットボールメンタルコーチ、シドニーオリンピック新体操メンタルコーチなどを務める。
主な著書に『実践メンタル強化法―ゾーンへの招待―』（大修館書店）などがある。

「運動神経」の革命＊目次

PART4　プラスαのトレーニング＆ケアでパフォーマンスアップ！　70

構成＝梅澤聡＋青木まき子

PART 1

運動神経・トレーニングのウソ!? ホント!?

監修――白石 豊

構成――梅澤 聡

「運動神経」という神経がある？ ウソ

「運動神経」という言葉を使ったことがない人はいないだろう。しかし、それがいったい身体のどこにあるのか、どんなものなのかを考えたことのある人は非常に少ないのではないだろうか。

結論から言うと、「運動神経」という神経が実際に身体のどこかに存在しているわけではない。

運動に必要な体力は、「筋力」「持久力」「敏捷性」「柔軟性」の4つの領域に大別することができるが、このうちのひとつだけが飛び抜けて優秀でも、「運動神経がいい」とは言えない。

たとえばリンゴを片手で握りつぶすことができる人（筋力）や、40キロ走ってもケロリとしている人（持久力）、サソリのように身体を反らしていって頭に足がくっつくほど身体の柔らかい人（柔軟性）などは、なるほど体力には優れているが、それだけで彼らを指して「運動神経がいい」とは言わないだろう。

このことからもわかるように、4つの体力要素がうまく協調してこそ初めて運動ができるわけで、それらを協調させる役割を果たしているのが運動神経だ。

つまり、体力は運動とかスポーツをするには不可欠だが、それらが大脳によってうまくコントロールされ、コーディネート（協調）されない限りは、宝の持ちぐされになってしまう。そして、その「体力と運動との間をつなぐパイプ役」を果たすのが運動神経なのだ。

だから運動神経をよくするには、脳の中の「運動をコーディネートする能力」を高めてやればよいのである。その具体的な方法はパート2、パート3で紹介しよう。

運動神経の90%は後天的につくられる?

ホント

運動神経は生まれつきのものだから、どうしようもない。そう考えている人は多いのではないだろうか。実際、学校の先生の中にも「運動神経の鈍い子には、無理に教えてもできない」と言う人がいる。そうした先生は、たとえば鉄棒の逆上がりにしても「できる、できないよりも、やろうと努力してくれれば、それを評価する」と言う。たしかにもっともらしい言葉だが、本当にそれでいいのだろうか。

水泳や跳び箱、あるいはボール運動などにしても、小学校で教える程度のことは、実は誰にでもできるのだ。生まれつき運動神経が鈍い〝運痴〟な人など、本当はいないのである。

「運動神経の良し悪しに対して、遺伝的要素が占める割合はどれくらいですか」と質問されれば、私は「10%」と答えることにしている。つまり、後天的な要因が90%を占めるというのが私の考えだ。

身体の発達においてもっとも先天的要素が大きいといわれている身長でさえ、後天的な環境や栄養状況などに左右されていることがわかってきた。しかも身長は、ある年齢に達すると完全に伸びが止まってしまうのに対し、運動神経は大人になっても伸ばすことができる。

もちろん、大人になってからオリンピックを目指すようなことは無理だとしても、子どもの頃からスポーツをほとんどやらず、運動を苦手としていた人でも、その人なりの潜在的運動能力を引き出し、運動神経を伸ばすことは、それほど難しいことではないのだ。

運動神経のキモは「すばしっこさ」と「たくみさ」？

ホント

小、中学校で「あいつ、運動神経いいよね」とか「運動センスがいい」と言われる人たちは、どんな動作にそれが現われるのだろうか。実は運動神経の良し悪しを判別するには、その人の動き方を見るとよくわかる。運動神経が悪いといわれる人は動作にメリハリがない。動作が緩慢で遅いのだ。

身長2メートルの人と150センチの人がバスケットボールをやれば、当然、背の高い人が有利なことはいうまでもない。しかし、だからといって2メートルの人のほうが必ずしも運動神経がいいとは限らない。小柄でも敏捷に動いて身長の大きい相手を出し抜く動きを見せる人のほうが、運動神経に関しては「いい」といわれるのではないだろうか。

私がメンタルコーチとして帯同したアトランタオリンピックで大活躍した、日本女子バスケットボールチームの村上睦子さんは、身長が160センチしかなかった。しかし村上選手は、その俊敏な動きで、平均身長195センチというアメリカ選手のディフェンスをあっという間にかいくぐり、次々とシュートを決めていったのである。彼女のように、スピード感のある切り返しの速いプレーで大きな人を見事にかわしてしまうと、背の高い人のほうがなんだかノロマに見えてしまうから不思議なものだ。

こうした事例からもわかるように、運動神経のいい人の動きには、「すばしっこさ」と「たくみさ」が共通して見られる。運動をコーディネートする能力が高く、なおかつ筋肉も大脳の指令どおりに動いているからだ。

運動神経をよくする年齢的リミットはある？

ウソ

かつては、運動神経の伸びは、せいぜい22〜23歳ごろまでだといわれたこともあった。たしかに、オリンピックで活躍するようなことを夢見るのであれば、先に説明した「運動発達のゴールデンエイジ」において、その時々を適切に過ごさなくては、夢を実現することは難しい。

とくに「すばしっこさ」や「たくみさ」を、成人になってから、まったくゼロのレベルから発達させようというのは、どだい無理な話である。しかし、よくよく考えてみると、こうした能力、つまり運動神経の発達レベルがゼロなどということも、ほとんどありえない。オリンピック選手を１００とすれば、ある人は50かもしれないし、また別の人は70まで達しているかもしれないのである。

ここでもういちど、「運動神経とは何だったか」を思い出してもらいたい。運動神経は体力の４要素（筋力、持久力、敏捷性、柔軟性）をコーディネートする、つまり協調させる神経回路であったはずだ。たとえるならオーケストラの指揮者のようなものである。指揮者の年齢的衰えはなかなかやってこないばかりではなく、タクトを振り続ければ振り続けるほど、ますますそのテクニックは円熟味を増す。

「これまでにスポーツなんかやったことがない」という人でも、何歳になっても運動神経はその人なりに発達する。生涯にわたってスポーツを楽しめるぐらいには、誰でも必ず上手になるのである。

ストレスが運動神経の発達を妨げる？

ホント

私たち人間の神経活動は、運動神経のように自分の意志でコントロールできるものと、心臓の拍動や内臓の活動をつかさどる自律神経のように、自分の意志ではコントロールできないものとがある。この自律神経は、さらに交感神経と副交感神経に分かれている。

交感神経は、簡単に言えば身体を興奮状態にして活発に活動させる働きを持ち、副交感神経は逆に身体を安静に、リラックスさせる働きを持つ。この両方の神経がバランスよく働くことで、私たちの生命活動は正常に保たれているのだ。

しかし、最近のストレス社会を反映して、ほとんどの人は交感神経の興奮状態が続いていて、充分な休息やリラックス時間がとれずにいる。これはなにも多忙なビジネスマンに限ったことではなく、幼児からお年寄りまで、あらゆる年齢層に見られるのである。このような状態で、心身のストレスを持ち越したまま眠りについたり、あるいは朝の段階でもまだストレスを解消できずに、その日の活動に入っていくとしたら、勉強も仕事もうまくいくはずがない。ましてや運動神経を効率よく発達させることなどできようはずもない。

本書のパート2では、「ストレスのセルフチェック法」を紹介している。また、セルフチェックで確認された筋肉の違和感、つまり交感神経の興奮異常を和らげ、沈静化するための「ストレス解消体操」も併せて紹介している。ぜひ体験してみてほしい。

技術的解説はスポーツ上達に欠かせない？

ウソ

年齢や性別に関係なく、誰もが楽しむことのできるスポーツのひとつにゴルフがある。ゴルフに関しては、これまで世界じゅうでおびただしい数の本が出版されてきた。そして、そのほとんどは、クラブをどう振ったらいいかについて書かれたものだ。しかし、こうした技術的なことをすべて理解すればうまくボールが打てるかというと、実はそんなことはない。

たとえば、こんなことはないだろうか。ゴルフでは、ちょっとした技術的なヒントをギミックと呼んでいる。それはそれでとても大切なのだが、そのギミックが、2秒しかかからないスイング中に10もあったらどうだろう。

「えーっと、テイクバックは低くストレートに引いて、そこからクラブが飛球線と平行になるようにトップをつくる。ダウンではスイングプレーンからクラブが外れないように気をつけて。ヘッドアップしないようにインパクト……」

この記述はスイングチェックとしては誤りではない。しかし、こんなギミックだらけの頭では、まず間違いなくボールはうまく打てない。物事を理性的にとらえ、スポーツも理詰めで覚えようとする人ほど、こうした罠にはまりがちだ。

かくして、ますます理論というロープでがんじがらめに縛られていくことになる。これでは、とうてい伸びやかに身体を動かすことなどできない。

では、どうすればいいのだろうか。それは、「理屈は捨てて、子どもの無心さを取り戻せ」ということだ。具体的な方法についてはパート3で解説しよう。

「筋トレ」は腹筋だけでOK？

ホント

22ページで「運動神経のキモはすばしっこさとたくみさ」と書いたが、実は運動神経をよくするためには、それ以上に大切な要素がある。正しい姿勢で立ち、背すじを伸ばして歩くことだ。

私がプロゴルファーたちにメンタルトレーニングを指導するときも、まず第一に教えるのがこの背筋を伸ばした歩き方である。なぜそんなことをさせるのだろうか。実はこうした歩き方こそが、よいプレーをするために必要な集中力を持続させ、感情コントロールを容易にしてくれるからである。

ゴルファーに限らず、人間誰しも調子がいいときには、胸を張ってさっそうと歩くものである。しかしひとたび不調になると、頭は下がり、背は丸くなる。そして歩く速度も格段に遅くなってしまう。しかし、それではいけない。ミスを連発して心が滅入ってしまうようなときでも、いや、そういうときこそ、いっそう腰骨を立ててスタスタと歩かなくてはならない（44ページの「白樺のポーズ」参照）。そのために欠かせないのが、腰回り、とくに腹筋の強化だ。

直立二足歩行は人間の大きな特徴だが、これを可能にしている抗重力筋群と呼ばれる筋肉、中でももっとも重要な役割を果たしているのが腹筋なのだ。

48〜51ページの「腹筋テスト」で、現在の筋力レベルを把握し、「レベルに応じた腹筋強化法」を毎日行なおう。ゴルフ、テニス、スキーなど、あらゆるスポーツがレベルアップすること請合いだ。それだけではない。腹筋を強くすることで腰痛の解消にもつながるから、日常生活の中でも「快適なカラダ」を実感できるのだ。

PART 2

運動神経をよくするカラダのベースづくり

監修―白石 豊

構成―青木まき子

イラスト―工藤六助

ストレスを解消して運動神経を育てる

運動神経をよくするには、筋肉や骨を鍛えて、スムーズに意志をコントロールできるようにしなければならない。しかし、自律神経のように、意志のコントロールがきかないものもある。実はこの自律神経を整えることが、最初の1歩といっても過言ではない。

オーバーストレスは運動神経の発達を妨げる

あなたは、毎朝スッキリ目覚めているだろうか？　いやいや、ほとんどの人が朝は目覚ましでやっと起きているし、起きてもしばらくは頭がボーッとして、なんだか身体も重く、疲れがとれていないと感じているのではないだろうか。

また、健康のためにとストレッチング体操を行なっている人もいるだろうが、朝のストレッチングで痛みを感じ、筋肉があまり伸びないということはないだろうか。

「寝起きで身体が硬いから、朝のストレッチングは痛いんだ」

このように考えて、自分を納得させているのなら、それは大きな間違い。前夜寝る前に、交感神経が興奮しっぱなしで、筋肉も疲れて硬くなったまま布団に入るから、たっぷり眠ったつもりでも疲れが抜けず、気持ちのいい朝を迎えることができないだけなのだ。

ストレス社会といわれる昨今、ほとんどの人が交感神経の興奮状態が続き、充分な休息や安息をとれずにいる。これは多忙なビジネスマンだけでなく、子どもから高齢者層にまで見られる現象だ。

われわれ人間の神経活動は、運動神経のように自分の意志でコントロールできるものと、心臓をはじめとする内臓の活動などをつかさどる自律神経のように、自分の意志ではコントロールできないものがある。自律神経には、交感神経と副交感神経があり、交感神経は身体を活発に運動させる働きをし、副交感神経は身体を安静にさせる働きをする。この両方の神経がバランスよく働くことで、われわれの生命活動は順調に保たれているのだ。

つまり、心身のストレスを持ち越したまま眠ると、身体はちっとも休息できず、疲れたまま翌朝を迎えることになる。このような状態では、仕事はうまくいかないし、ましてや運動神経を効率よく発達させることなど、できようはずもない。

心身のストレスによって生じる交感神経の異常興奮は、体内の血行を悪くし、筋肉の緊張を増加させ、硬い筋肉となって、身体に現われてくる。

ストレスのセルフチェック法

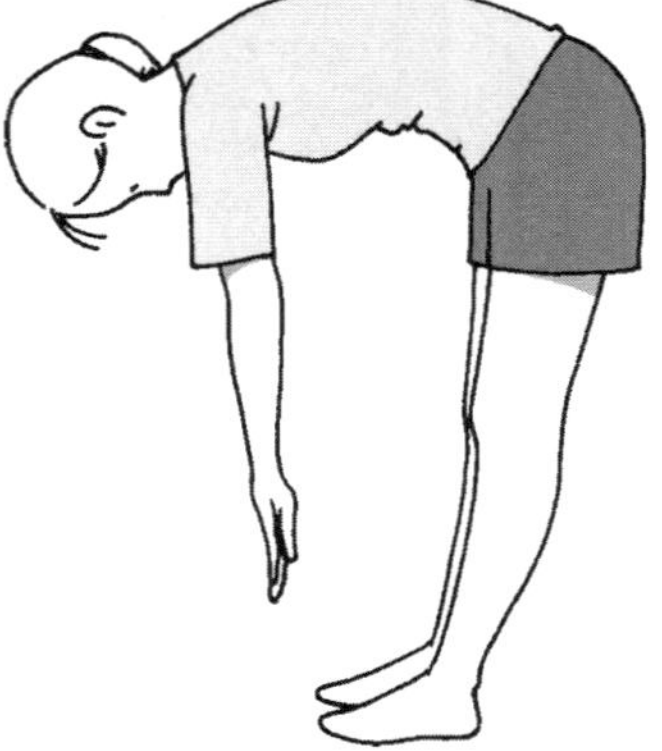

❶指床間距離チェック
両足をそろえて立ち、膝を伸ばしたまま上体を前屈させ、ふともも後面（ハムストリングス）の筋が突っ張ったところで止め、指から床までの距離（指床間距離）を目測で確認する。

こうした筋肉の張りや硬さを自分で知ることができるのが、私の共同研究者である脇元幸一先生（清泉クリニック整形外科施設長）が開発した「ストレスのセルフチェック法」だ。

そして「ストレスのセルフチェック法」で確認された筋肉の違和感を解消するのが、38ページから紹介する「ストレス解消体操」である。チェック法も解消体操も簡単に行なえるものなので、ぜひ試してみて、その効果をあなた自身で実感してほしい。

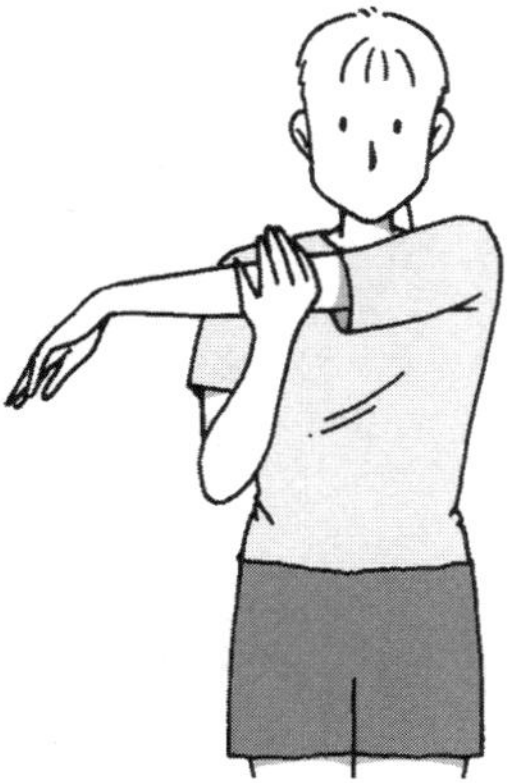

❷肩の周辺の筋肉の違和感チェック

肩幅ぐらいに足を広げて立ち、片方の腕を体の前方で水平の位置まで上げ、反対の腕を添えて、そのまま静かに腕を胸に近づける。このとき肩の周辺の筋肉の違和感（張り、つまった感じ、痛みなど）を確認しておく。反対側も行なう。

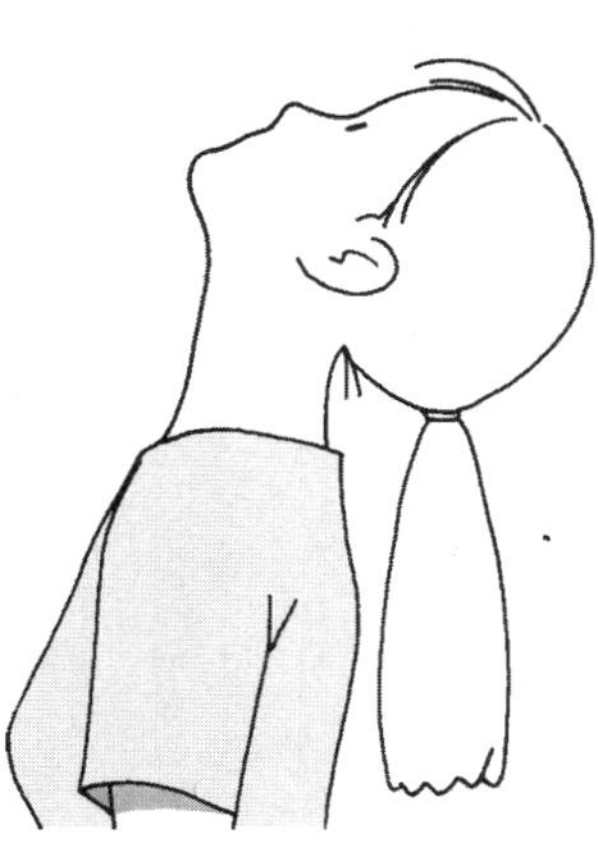

❸首のつけ根の違和感チェック

直立した状態から、頭をゆっくり後ろに曲げ、首のつけ根部分のつまりや張り、あるいは違和感を確認する。

ストレス解消体操

交感神経の興奮状態をやわらげ、鎮静化させる「ストレス解消体操」。どの動きも呼吸に合わせてゆっくりと行なう。決してムリをせず、気持ちよくやるのが、効果を上げるコツ。違和感やつまり感がしだいに消えていくのを感じながら行なおう。

❶立位体幹側屈

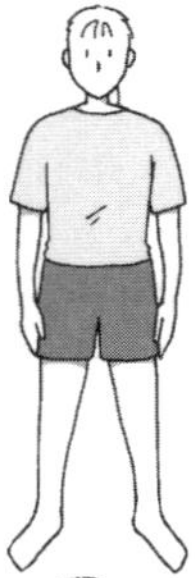

両脚を肩幅より少し広めに開いて、背筋を伸ばして立つ。

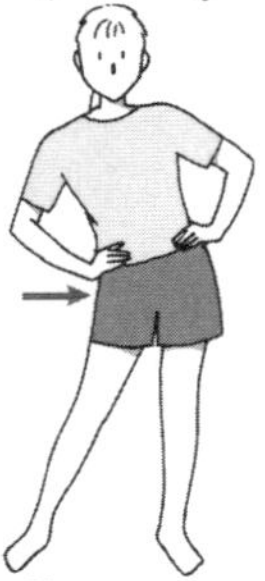

股関節がロックするまで、左脚に7割体重を移動させる。

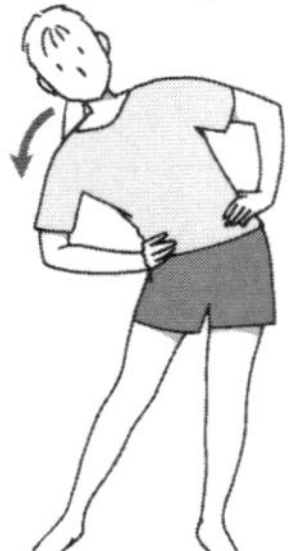

息を吐きながら上体を右斜め前に倒す。左脇腹の筋肉が少し張る位置まで、右前方にゆっくり軽く倒す。このとき腰回りに力が入らないよう、なるべくリラックスして行なう。逆も同様に行なう。各1回で効果あり。

❷腰回し

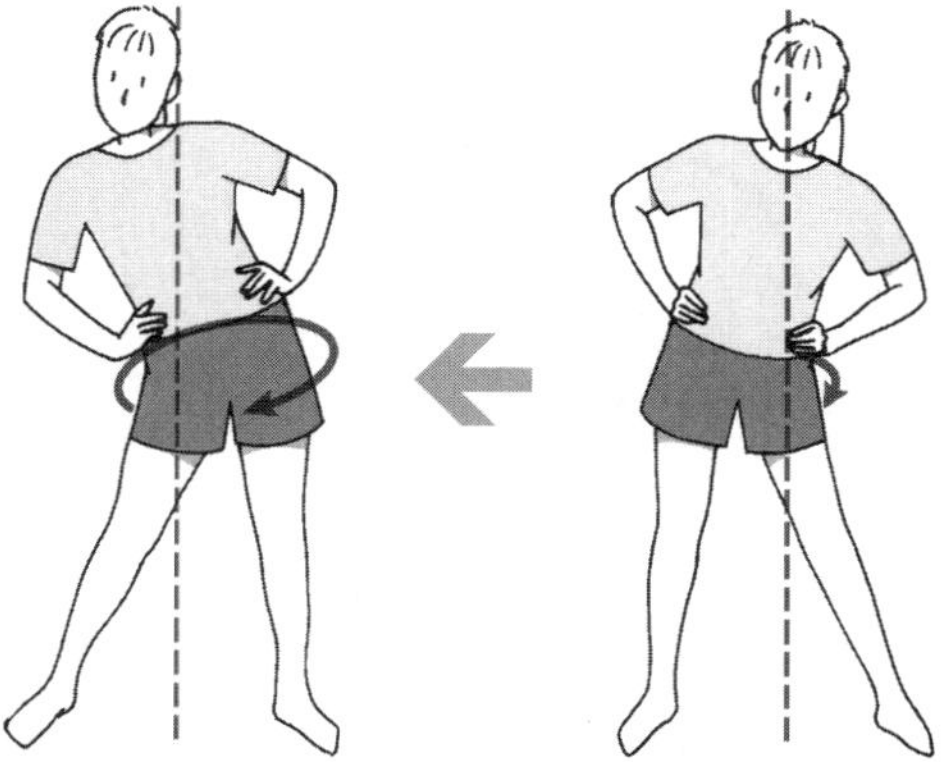

身体の中心の軸をまっすぐに保ったまま、大きく円を描くようにゆっくりと腰を回旋させる。頭の位置が動かないようにすることで、軸のぶれを防ぐ。左右の回旋を1〜2回、ゆっくりと息を吐きながら行なう。

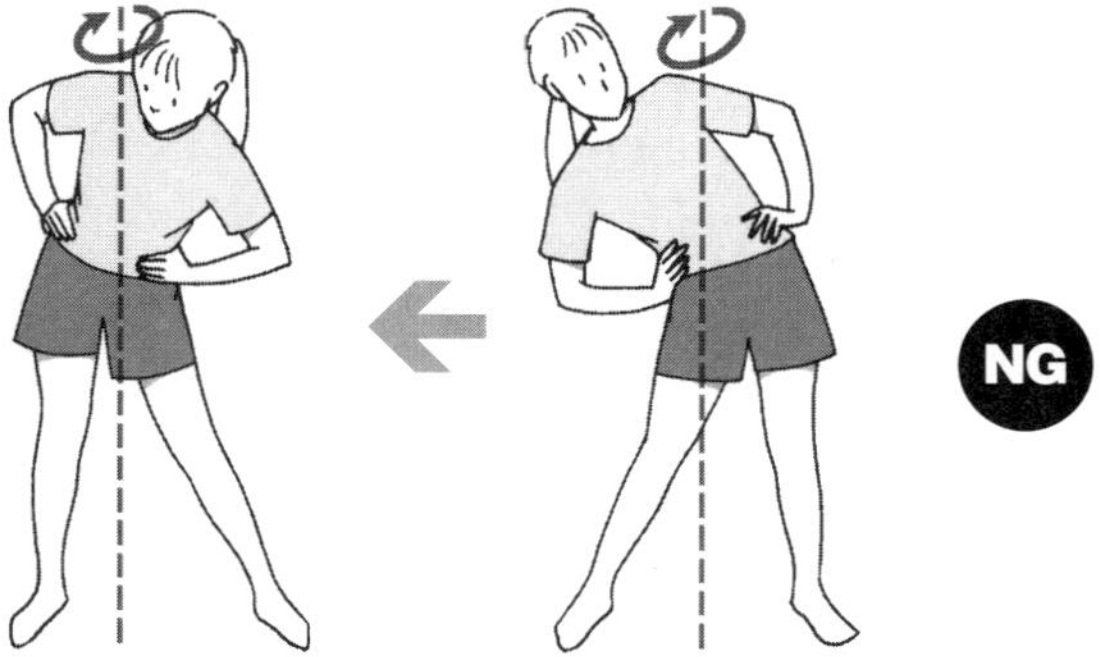

頭部が体軸から外れていると、効果は薄れる。

❸ 座位四股

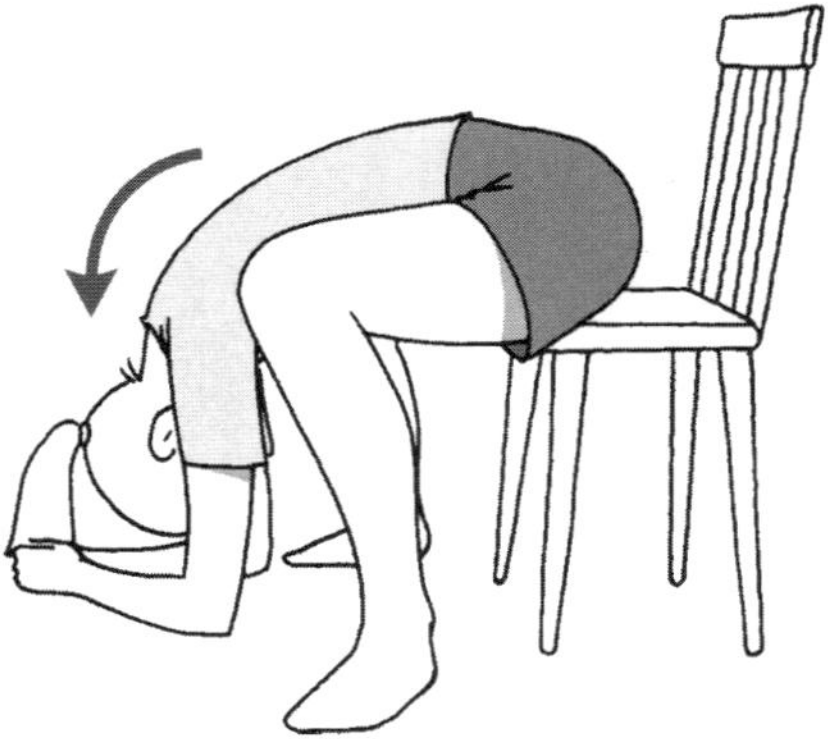

椅子に浅く座り両膝を広げ、静かに息を吐きながら、お腹を床に落とすように、上体を両膝の間に前屈させる。このとき左右の股関節の内側につまりを感じたら、少し上体を戻して、息を吐きながら、股関節のつまりを解くイメージで再度前屈をする。息を吐ききったら、ゆっくり上体を戻す。

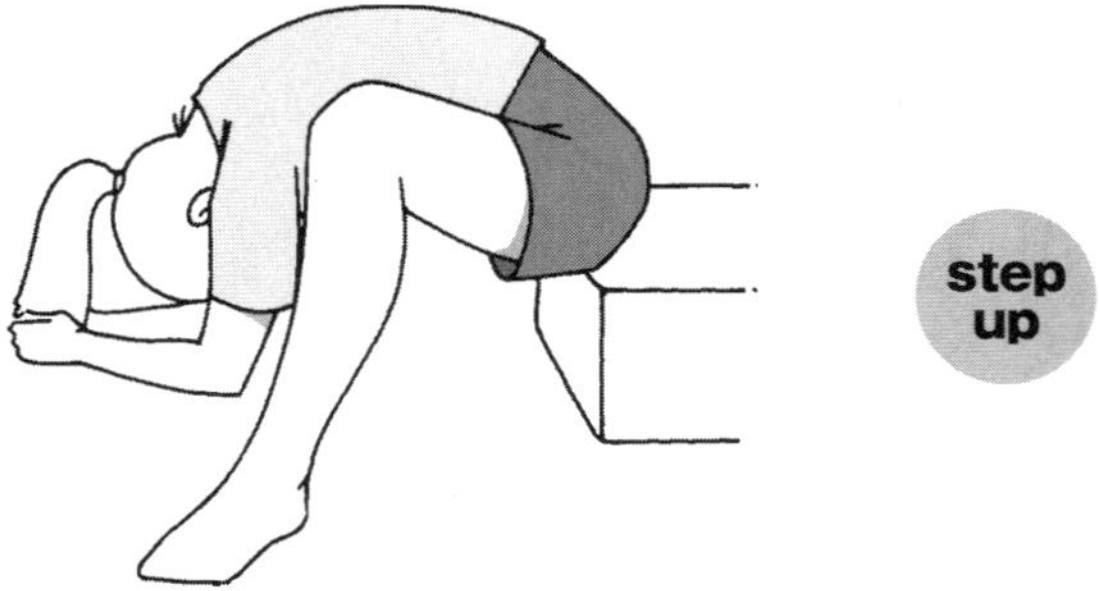

椅子でつまりを感じなくなったら、座面を低くして行なう。

❹四股捻転

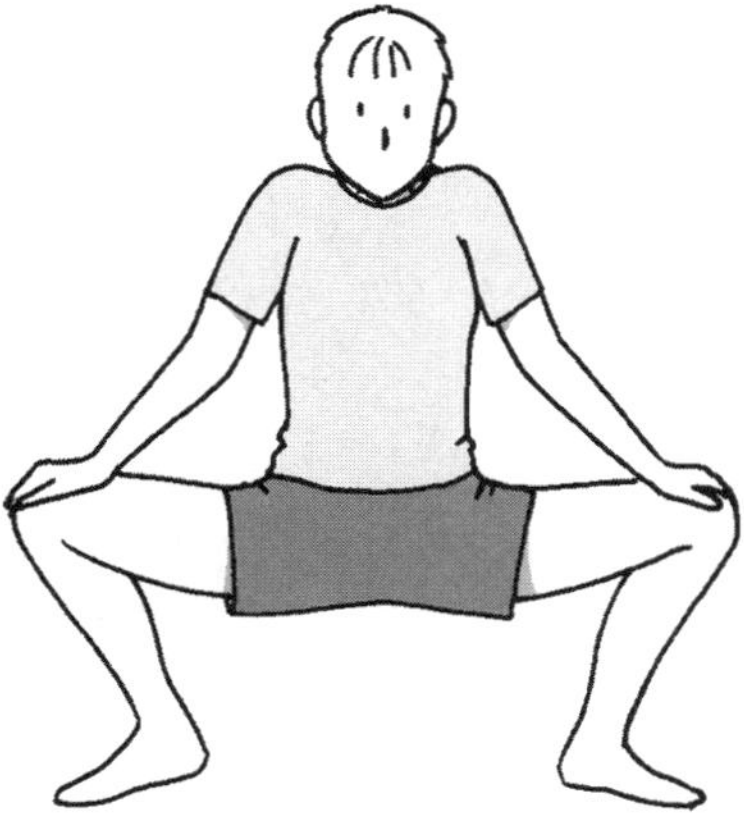

四股と同じ要領で、まず膝の高さまで腰を落とす。両手は膝の上に置き、両肘を伸ばし両腕で上半身の重みを受けるようにして肩の力を抜く。

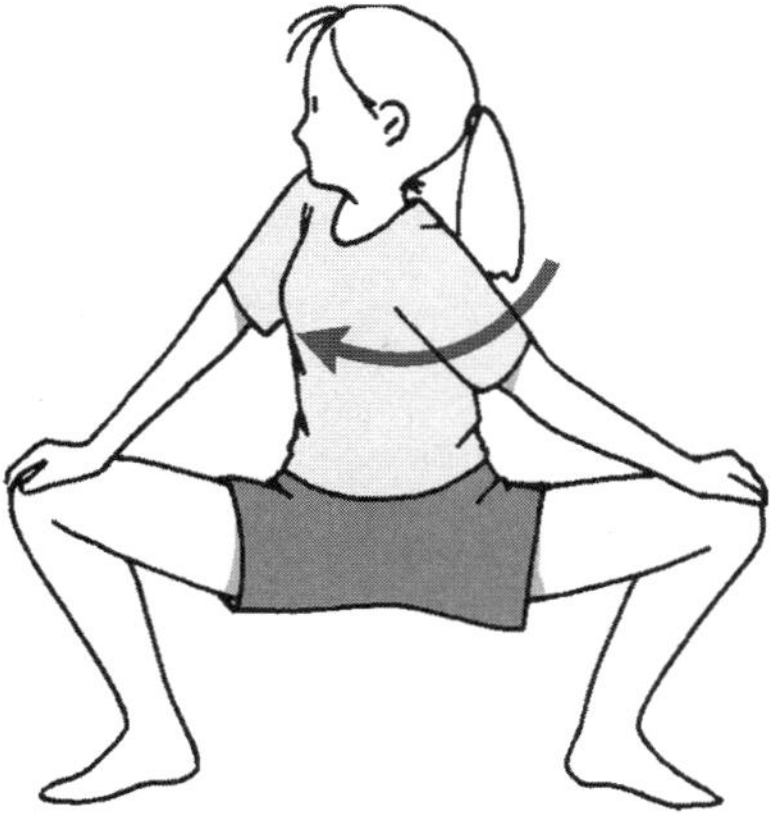

背骨を軸にして上半身を１回だけ捻る。リラックスして、できるだけ力を使わずに捻ると、いっそう効果がある。逆も同様に行なう。

❺立位四股

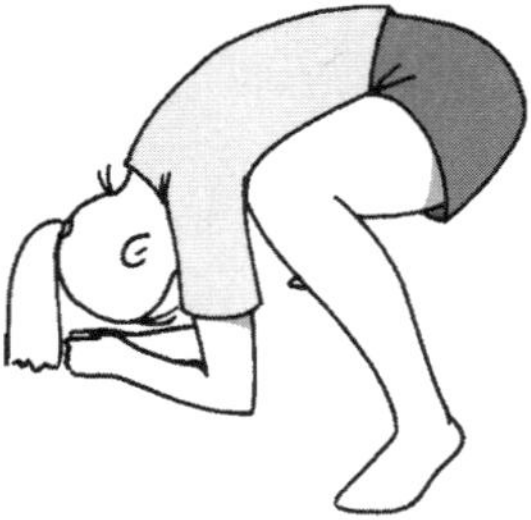

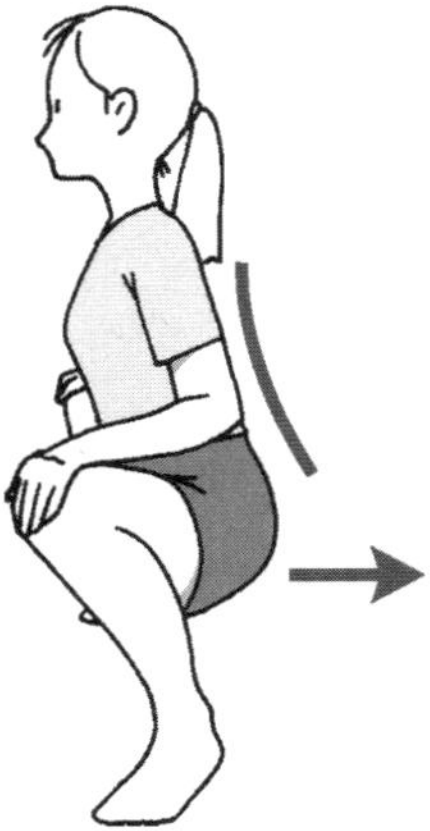

●まずこれから

関節が硬い人は、イラストのように、お尻が引かれそうになる時点で上体を前に軽く倒すようにする。もしくは③の座位四股で股関節を柔軟にしておく。

両脚を肩幅よりやや広めに開いて立ち、両手を膝に置き、胸を張り、お腹を出しお尻をやや突き出すようにして、息を吐きながら腰を落としていく。相撲の力士が行なう四股と同じ。

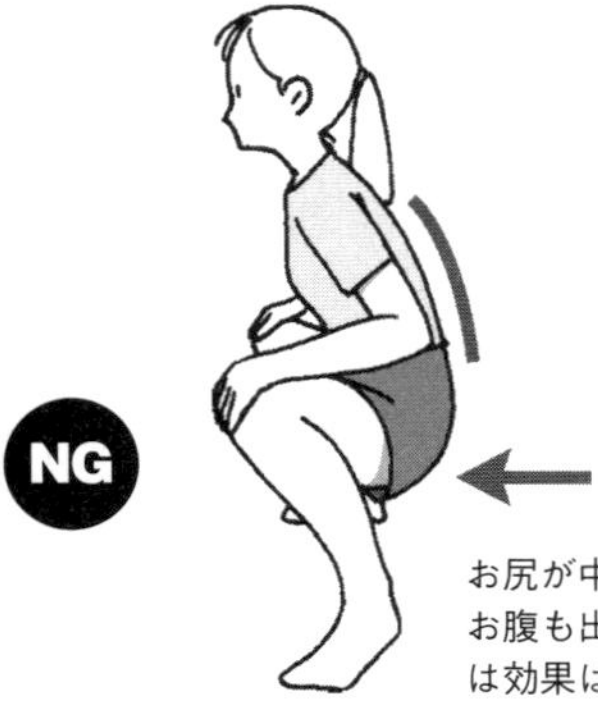

お尻が中に引かれてしまい、お腹も出ていない。これでは効果は得られない。

だれでも自然と身体がひきしまる！白樺のポーズ

運動をうまく見せるには、姿勢が美しくなくてはいけない。白樺のポーズを修得して、かっこよく動きを決めよう。

運動神経がいい人は姿勢もいい

運動神経をよくする体操の仕上げに、姿勢をよくするエクササイズを行なおう。運動は一つひとつの姿勢の連続であるから、その姿勢がおかしくては、全体的に下手くそに見えてしまい、なんともしまらない。

運動をたくみにかっこよく行なうためには、止まっている姿勢だけでなく、動いている最中の姿勢もかっこよくなくてはいけない。

とはいっても、動いているときの姿勢など、なかなか気を配れるものではないので、まずは止まっているときの姿勢からかっこよくしていこう。スポーツに限らず、いろ

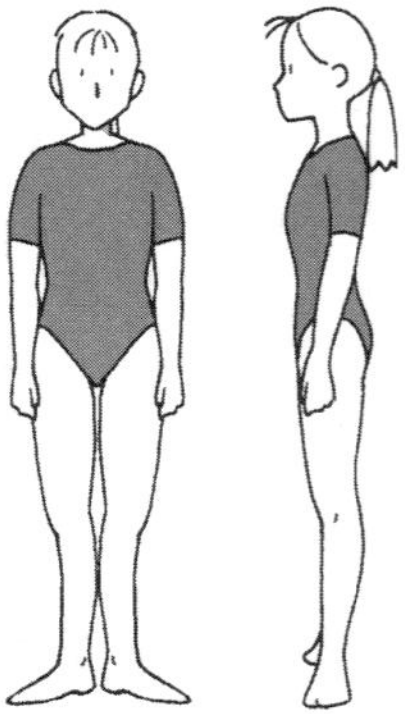

直立した姿勢から両足のかかとを中心にして、足先を180度開く。180度がムリな人は限界まで開き、30秒間その姿勢を保つ。このとき、膝が開かないように注意しよう。

いろな芸道の世界で一流といわれる人は、必ずといっていいほど、立ち姿が美しい。また、そういう人は、歩いていても、座っていても、いつも背筋がシャンとして決まっている。

体操王国ロシアでは、その美しい姿勢を「ベリョースカ＝白樺のポーズ」と呼び、体操の基本中の基本として、最初に鍛えるポーズなのである。

毎日30秒で、立ち居振る舞いまで変わってしまう

運動美の極致ともいうべきクラシックバレエには、もっとも基本となる5つの姿勢があるが、その1つ目の姿勢が、白樺のポーズだ。この姿勢を毎日30秒だけ、正確にとってみよう。続けるうちに立ち居振る舞いのすべてが、すっきりしたものに変わっていく。脚のラインが伸びて、ヒップアップ、バストアップの効果まである。老若男女を問わず、スポーツをしているいないに限らず、すべての人にお勧めしたいポーズである。

腰の強さは腹筋で決まる！

すべての運動の中心は腰にある。そのため腰周辺の筋肉には、全身をしっかりと支えるための強さだけでなく、柔らかさやしなやかさが必要。腹筋を強化することで、理想の腰の強さを手に入れよう。

ほとんどの運動は、腰から動きが始まっている

ボールを投げる、打つ、蹴るなど、手足を使って動いているように見える運動でも、実は、腰から動きが始まっている。つまり、腰をうまく動かせるかどうかで、運動を効率よく、また、パワフルにできるかどうかが決まる。

腰はそれほど重要な部位だけに、運動することによる負担も大きくかかる。実際、腰痛に苦しむスポーツ選手はいくらでもいる。ということは、激しい動き、キレのいい動きをする人ほど、それに耐えられるだけの腰周辺の筋肉を鍛えておく必要があるということだ。

もちろん鍛えるだけでなく、それによるストレスをとることも必要だ。その方法は

「ストレス解消体操」で述べたとおりである。

手首や肘の慢性的な痛み、あるいは肩こりなども、原因の多くは、腰周辺の筋肉の極端なアンバランス状態にある。腰周辺の筋肉は、全身をしっかりと支えるための強さはもちろん、柔軟性も併せ持っていなくてはならないのだ。

腰周辺の筋肉は腹筋運動で鍛える

ところが多くの人は、腰周辺の筋肉そのものが弱かったり、あるいは、強くても過緊張状態になっていたりする。するとその緊張が、肩や首、手足など、ほかの部分の緊張までも作り出してしまい、それが「コリ」という慢性的な症状を引き起こしている。

このような状態にならないためにも、腰周辺の筋肉を強く、しなやかにする必要がある。38～42ページで紹介した「ストレス解消体操」でしなやかさを身につけながら、同時に、これから紹介する腹筋強化法で強さを培ってほしい。

腹筋の強さにはかなり個人差があり、レベルによってトレーニング方法も異なる。まずは自分の腹筋レベルを知るテストを行なおう。これは5秒でできるとても簡単なテストだが、腰周辺の筋肉の強さを正確に知ることができる。

10点から1点まで10段階あるが、8点以上の人はかなりのアスリートである。プロゴルファーには腰痛持ちの人が多いが、そういうプロのほとんどが、2点か、せいぜい3点といったところ。腰周辺の筋肉は、ついていそうで、意外とついていないものなのだ。

清泉クリニック式腹筋テスト

テストの点数が低くてもがっかりすることはない。レベルに応じた腹筋強化法を行なえば、腰周辺の筋肉は必ず鍛えられる。

ここからスタート

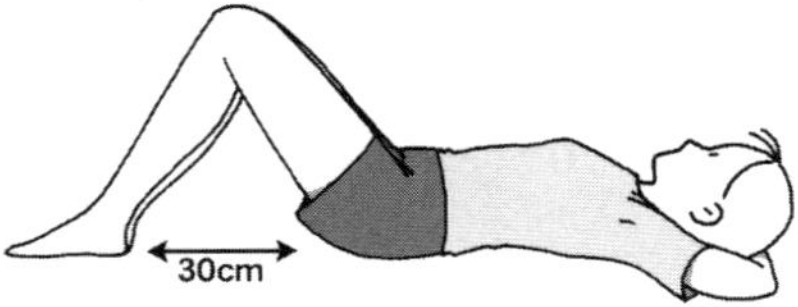

仰向けに寝て両膝を立て、お尻とかかとの間を30センチ離す。そこから上体を起こしていく。

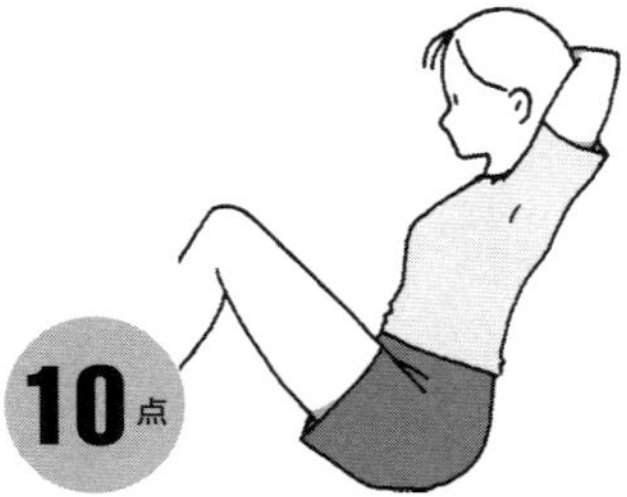

両手を頭の後ろに置き、肘を耳の後ろまで張った姿勢で上半身を起こすことができる。

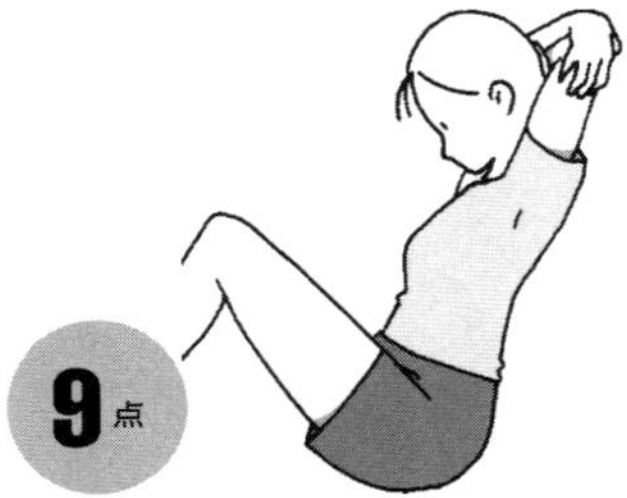

両肘を頭の後ろで組んだ姿勢で、上半身を起こすことができる。

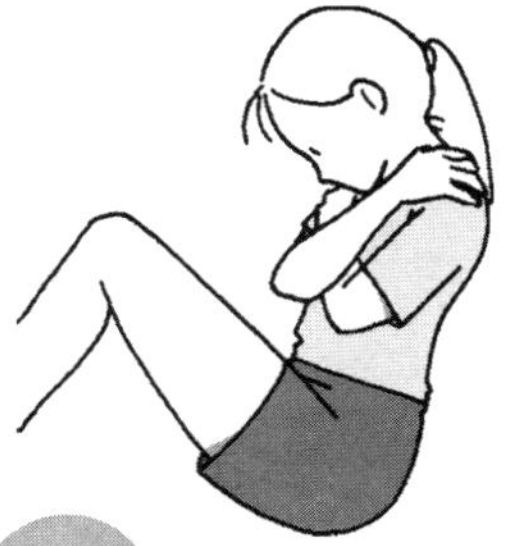

7点

胸の前で両腕をクロスさせ、手のひらは肩に置いた姿勢で上半身を起こすことができる。

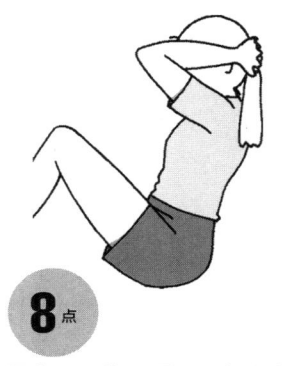

8点

両手を頭の後ろに置き、肘を前方に出した姿勢で上半身を起こすことができる。

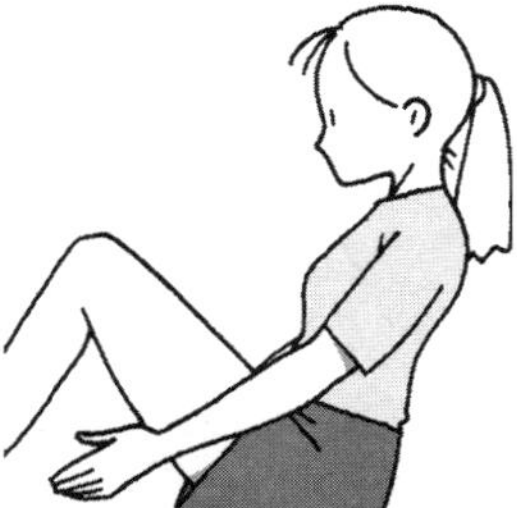

5点

両腕を体側に置いた姿勢で上半身を起こすことができる。

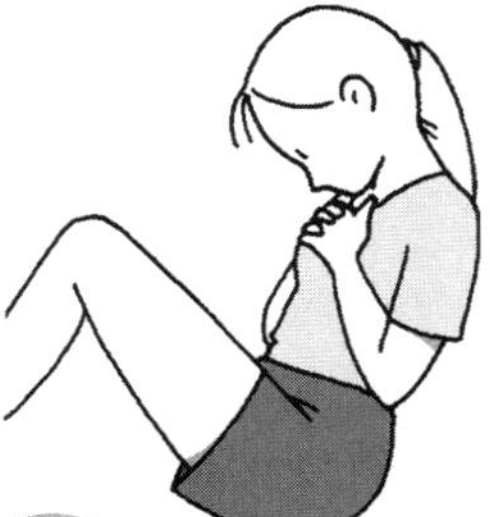

6点

両手のひらを胸に置いた姿勢で上半身を起こすことができる。

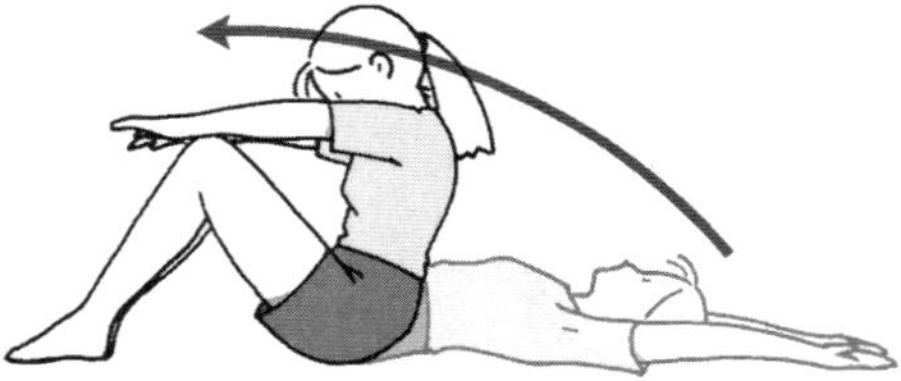

4点

両腕をバンザイした姿勢から、腕を下ろしながら反動を使って、上半身を起こすことができる。

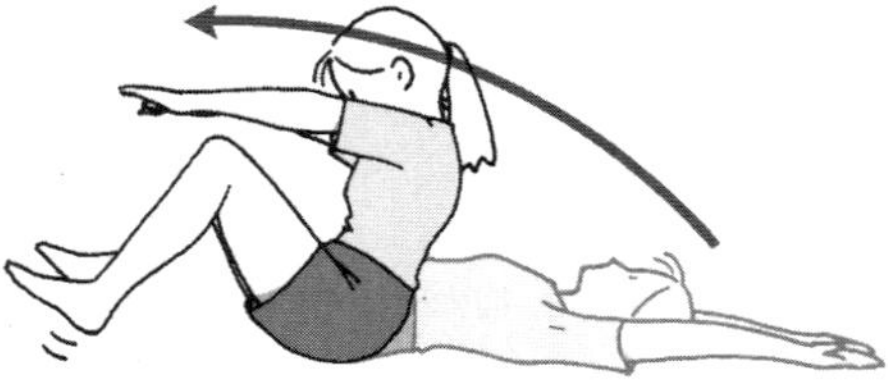

3点

両腕をバンザイした姿勢から、腕を下ろしながら上半身を起こすことができるが、足の裏が床から離れてしまう。

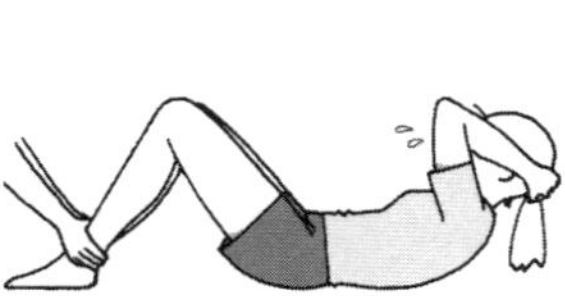

1点

足首を固定しても上半身を起こすことができない。

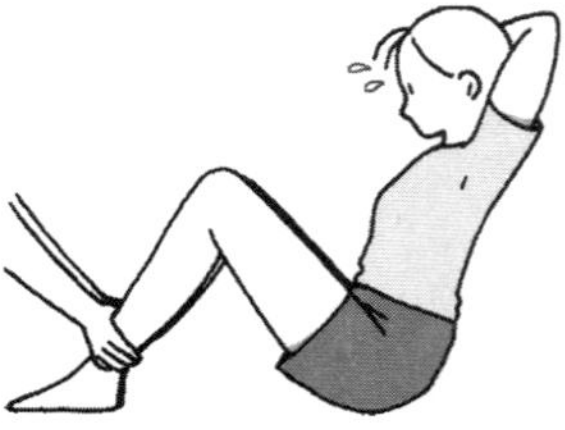

2点

足首を誰かに持ってもらって、上半身を起こすことができる。

■判定

1〜2点

このままでは、日常生活を行なうだけでも疲れがたまりがち。また、スポーツをしてもなかなか上達しないし、なによりも健康によくない。しっかり腹筋運動を行なおう。

3〜4点

運動不足のために、背骨の柔軟性と支持性（筋力）が極端に低下している状態。かなりの期間（6カ月以上）のトレーニングが必要である。

背骨の柔軟性が極端になくなる高齢者では、4点が満点となる。

5〜7点

①背骨の柔軟性の低下、②腹筋力の低下のいずれかの問題がある。もしくは、一時的に①②ともに低下している状態。比較的短期間（3〜12週）のトレーニングで腹筋力が回復するレベル。

8点以上

腰周辺の筋肉は、身体を支えるだけの強さ、そしてしなやかさを併せ持っている。腰痛で苦しむことはまずないだろう。この状態を持続するためにも、さらに腹筋運動を続けよう。

レベルに応じた腹筋強化法

腹筋が強い人も弱い人も、レベルに合わせた腹筋強化法で、強い人はさらに強化し、弱い人は徐々に強くすることができる。

1～2点の人

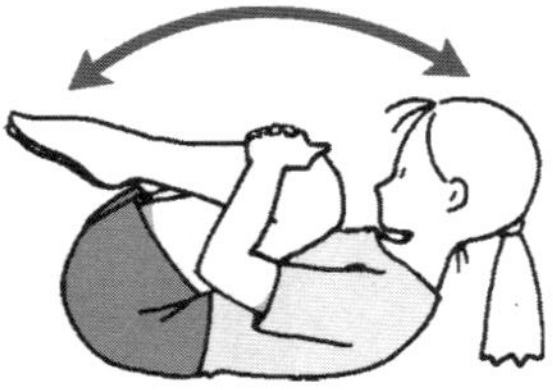

床に腰を下ろしたら両膝を曲げ、両腕で脚をかかえる。その姿勢のまま、前後に身体を揺らしてみる。最初は10回をめどに、朝晩１度ずつ行ない、少しずつできるようになったら、20回までできるようにがんばってみよう。それもラクにできるようになったら、次の段階に進む。

3～4点の人

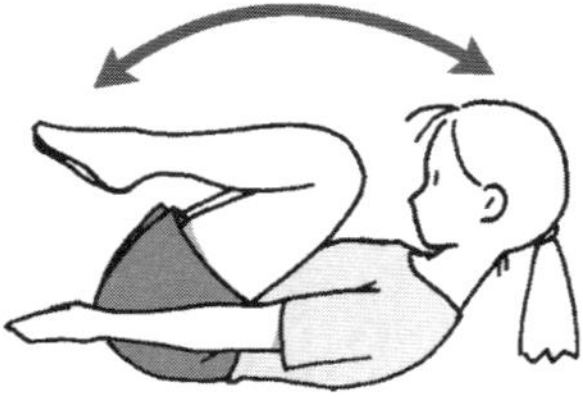

床に腰を下ろし、両膝を曲げる。両腕は床から離して体側に置く。その姿勢のまま、前後に身体を揺らす。最初は10回。20回できるようになるまで、少しずつ回数を増やしていく。それがラクにできるようになったら、次の段階に進む。

5〜7点の人

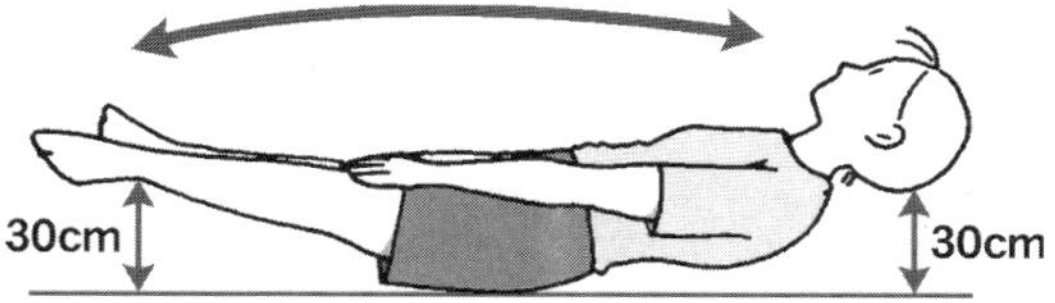

床に仰向けになった状態で「白樺のポーズ（44ページ）」をとる。次に両腕をまっすぐに伸ばして、両手がふとももの上にくるようにする。この姿勢がとれたら、頭とかかとをそれぞれ30センチほど床から持ち上げる。この状態で前後に身体を10回揺らす。これも20回までラクにできるようになったら、次の段階に進む。

8点以上の人

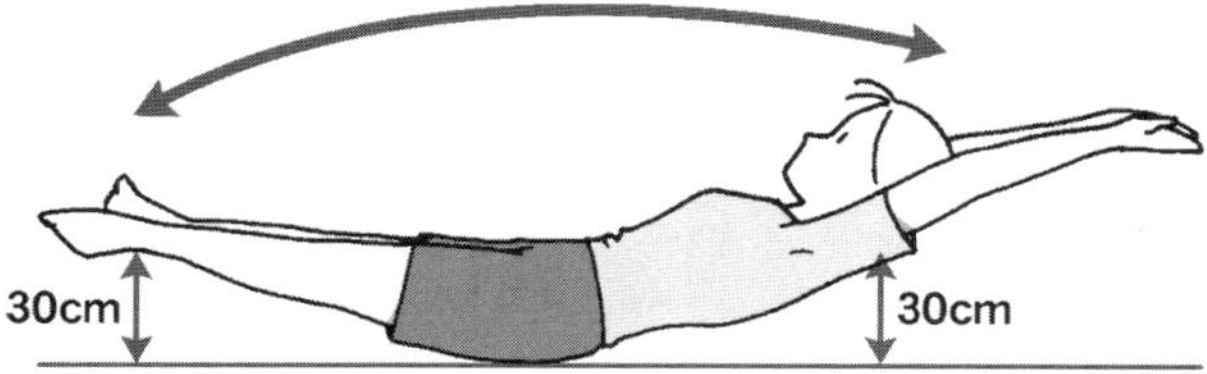

床に仰向けになり「白樺のポーズ」をとる。次に両腕を頭の上に伸ばして、耳をはさむようにする。この姿勢がとれたら、頭とかかとをそれぞれ30センチほど床から持ち上げる。この状態で前後に身体を10回揺らす。これも20回までラクにできるかどうかが、ひとつの目安。腹筋テストで8点以上とれた人でも、この白樺腹筋は毎日20回、朝晩続けるようにしよう。

PART 3

「心」と「眼」でうまくなる スポーツ自然上達法

監修―白石 豊

構成―梅澤 聡

イラスト―勝山英幸・青木青一郎

「インナーゲーム」で、突然、スポーツがうまくなる！

運動神経を伸ばし、スポーツが上達することは、こんなにもカンタンなことだった！
理屈を捨て、子どもの無心さを取り戻す、驚異のスポーツ上達法がここにある！

エゴ（自我）とセルフ（自己）

　スポーツや武道における究極の集中状態を「無我の境地」などと表現することがある。禅の世界では、こうした境地のことを「只管《しかん》」と言い、ただただ座禅することを只管打坐《しかんたざ》と言ったりする。また、そのときの心の持ち方を「莫妄想《まくもうぞう》」（妄想すること莫《な》かれ）などと呼ぶこともある。こうした仕組みをスポーツの上達法に応用したのが、次に紹介するアメリカのティモシー・ガルウェイである。

　名門ハーバード大学で心理学と東洋思想を学んだガルウェイは、テニスのレッスン・プロをしながら、次第にインドのヨーガの哲学を基盤とした独特のスポーツ指導論を築き上げていく。心の力、とりわけ精神集中を利用した彼のスポーツ上達法は「インナーゲーム」と呼ばれ、スポーツ科学者よりも、むしろ実践の場で激しい戦いを強いられるプロの選手やコーチたちの間で高く評価されている。

ガルウェイのインナーゲームの中心的な考え方は、次のようなものである。

「人間の心にはエゴ（自我）とセルフ（自己）という二人の自分が住んでおり、本来われわれは、セルフの働きに任せておけば、運動をオートマチックに習得したり修正したりする能力を持っている。しかし通常はエゴがその能力を妨害しているために、学習効果が落ちてしまう」

逆に言えば、無心とか、無我と言われるような境地に至るためには、なんらかの方法で、このエゴを静かにさせる必要があるのだ。

エゴの働きを抑えて精神集中

ガルウェイは、テニスのフォアハンドストロークひとつとっても、グリップやテイクバックのやり方、さらにはフォワードスイングやフットワーク（つまり、細かい技術的ポイント）まで、いちいちエゴ（あるいは指導者）があぁしろこうしろと命令しようとするために、かえって流れるようなスイングができずに、ミスショットを連発してしまうと言う。

逆に、ラケットの振り方などあれこれ意識せずに、ただボールがバウンドするときに「バウンス」、ラケットに当たる瞬間に「ヒット」と声を出すだけで、驚くほど簡単に、すばらしいトップスピンが相手コートに飛んでいくというのが彼の主張である。

エゴに支配された選手は、間違いなく注意力が散漫な状態にある。その心の中はたいてい躊躇や怒りに満たされており、その結果として生じたフラストレーションや不安が、せっかくの自信を奪い取ってしまっている。試合中には、さまざまな外的・内的阻害要因が選手の心に働きかけ、自己を疑わせ、集中力を奪い去ってしまうのである。

エゴはスポーツをするときばかりでなく、あらゆる場面で手強い敵となりうる。自分の中にあるため、なおさらやっかいなのだ。集中力を身につけようと思ったら、「オレがオレが」というエゴの働きを抑制しなければならない。

では、どうすればエゴを抑制できるのか。ガルウェイは、ヨーガに注目した。

われわれ人間には、視覚、聴覚、触覚、嗅覚、味覚の五感があり、これらの働きによって外界の情報をキャッチし、それに応じた行動をとることができる。しかし、逆に言えば、こうした器官が働けば働くほど、心が乱される可能性は高くなる。

この五感のうち、一つの感覚の働きだけを鋭敏にし、残りの四つの働きを止めると、外部から入ってくる情報は極端に少なくなり、その結果、容易に精神集中できる状態に入っていける。つまり、感覚器官をコントロールすることによって、心をコントロールできるのである。

10分で、誰でもトップスピンが打てる

技術的なポイントやその誤りを指摘するのが運動の指導だと思い込んでいる人にとっては、このインナーゲーム的な手法はなんとも頼りなく、いい加減に見えることだろう。実は、私も初めてガルウェイの『インナーゲーム』を読んだときには、「へぇー、面白い指導法があるもんだなぁ。でも、こんな簡単なやり方でうまくいくんだったら苦労はしないよ」と、やや批判的に彼の一連の著作をとらえていたのである。

ところが、実際にやってみると、従来のやり方よりもずっと効果的だということがわかり、私自身もさまざまなスポーツの指導に応用するようになった。

たとえば、先ほどのテニスを例にとると、私は、「どんな人でも10分もあれば、トップスピンが打てるようになる」と誰にでも言う。すると、まったくの素人は、「えーっ、そんなことができるんですか」と、半信半疑ながら期待に目を輝かせる。ところがテニス部の学生などは、「そんな馬鹿なことがあるもんか。俺たちがトップスピンを打てるまでに、いったいどれだけ練習したと思っているんだい」と、露骨に嫌な顔をするものだ。

でも、本当にできるのである。先日も、私の授業の中で「インナーテニス」を実習してみようということになり、学生たちとコートに出た。テニス部の学生が、そのときのことをこんなふうに書いている。

「初心者が10分でトップスピンを打てるなんて。私は最初、そんなことはできっこないと考えていました。ところが、白石先生の指導が始まってすぐに、自分の考えの誤りに気づかざるをえませんでした。指導前は、力まかせにボールをひっぱたいて、ホームランしたりネットにひっかけてばかりだった友達が、百発百中と言ってもいいぐらいの確率で相手コートにボールを入れているのを見たからです」

学生たちの目には、まるでマジックのように映ったことだろう。しかしこれがマジックではないことは理解してもらえるはずだ。

子どもに比べ、大人はエゴの影響をより強く受けている。つまりこのインナーゲームは、大人のスポーツ上達にうってつけの方法と言えるのだ。

それでは次ページから、テニス、ゴルフ、野球を例に、インナーゲームの実践例を詳しく紹介していこう。

インナーテニス

私のインナーテニスは、こんな順序で展開する。①〜⑦のステップを踏むうちに、

ステップ①

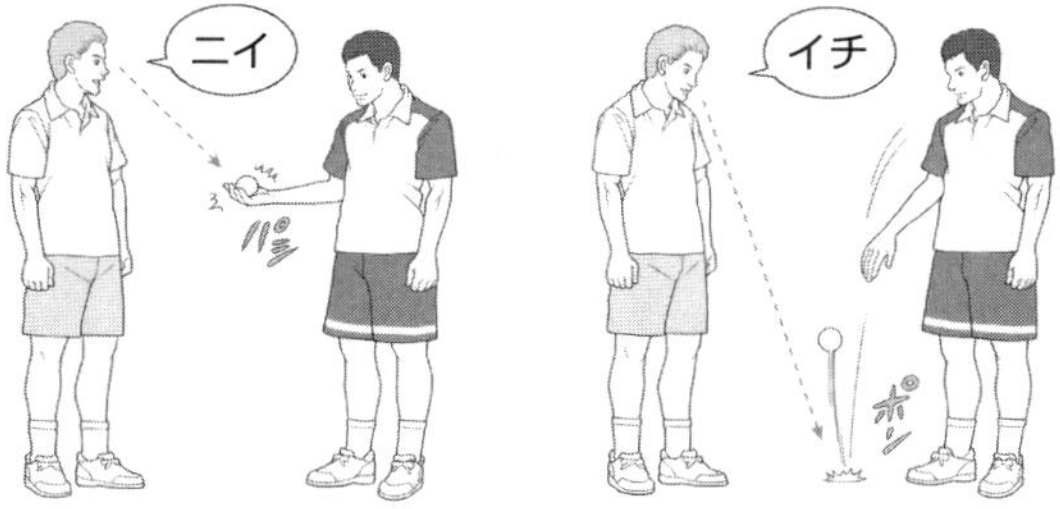

ステップ②

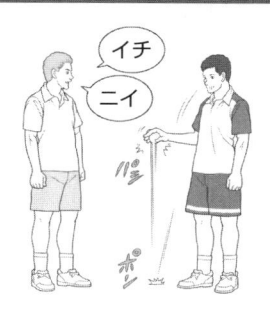

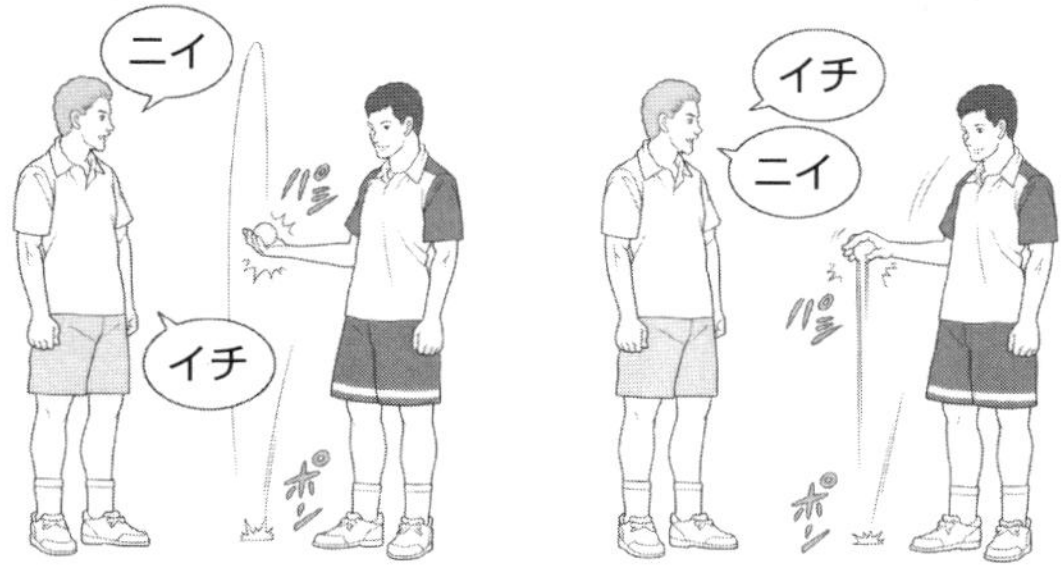

プレイしている人の集中力がどんどん高まり、「我（エゴ）」を忘れてストロークできるようになることを狙ったものである。

ステップ①……まずコーチ（私）が、ボールをコートにバウンドさせ、片手でキャッチするという単純な動作を生徒に示す。その際、生徒にはボールがバウンドする瞬間に「イチ」、

ステップ③

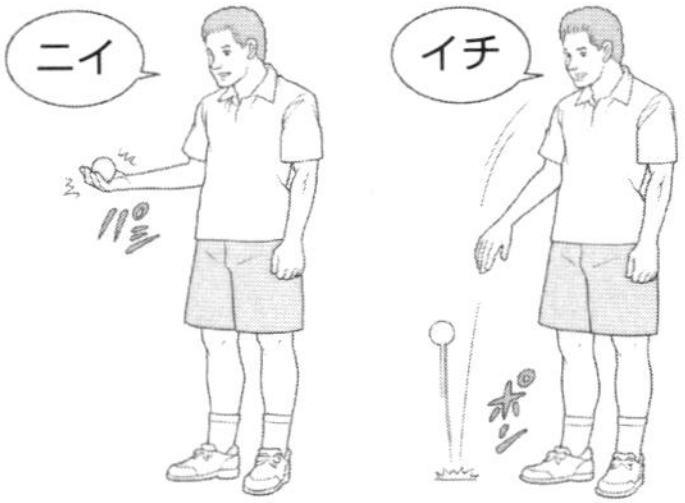

ステップ④

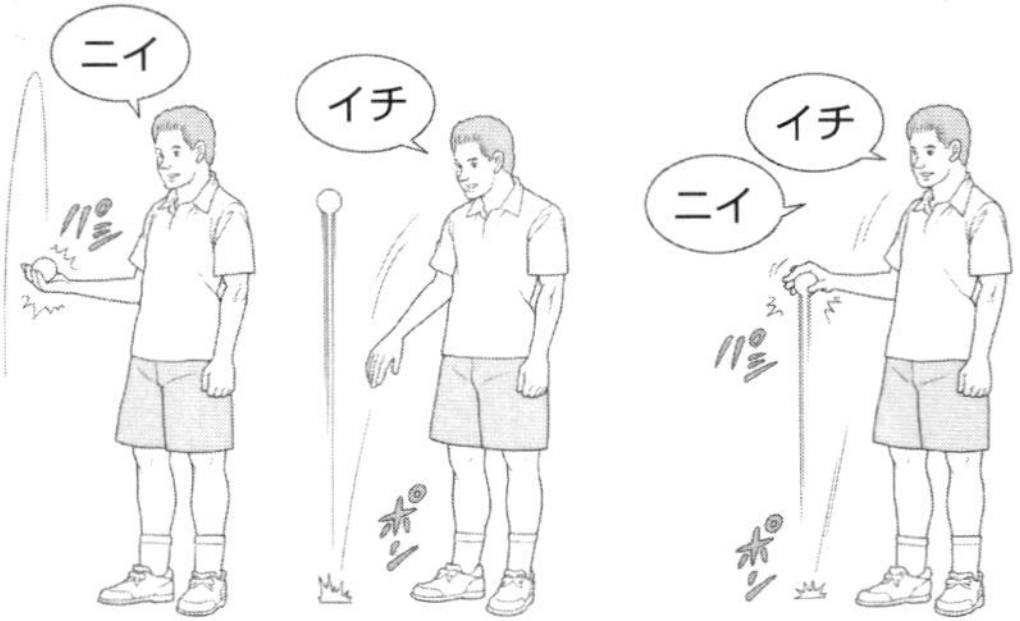

キャッチする瞬間に「ニイ」と声を出してカウントするよう指示する。

ステップ②……コーチはバウンドとキャッチのリズムをいろいろに変え、ステップ①と同じように生徒にカウントさせる。

ステップ③……今度はボールをバウンドさせる動作を生徒自身に行なわせ、ステップ①と同じようにカウン

ステップ⑤

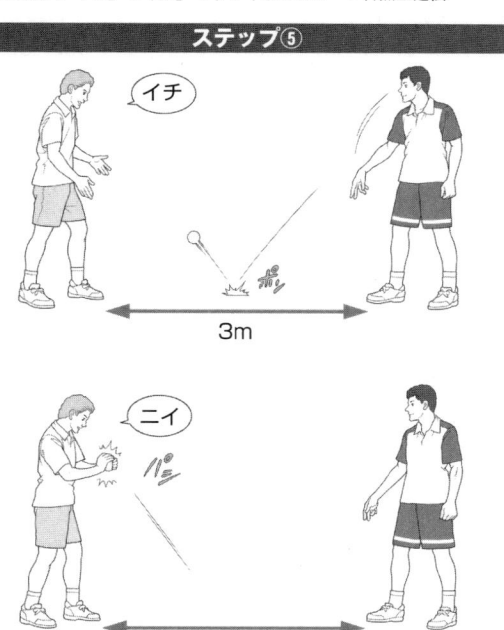

トさせる。

ステップ④……ステップ②と同様、リズムをいろいろに変えながら生徒自身にボールをバウンドさせ、カウントさせる。

ステップ⑤……コーチが3メートルほど離れたところからボールを投げ、同じようにボールがバウンドする瞬間に「イチ」、キャッチする瞬間に「ニイ」と声を出

ステップ⑥

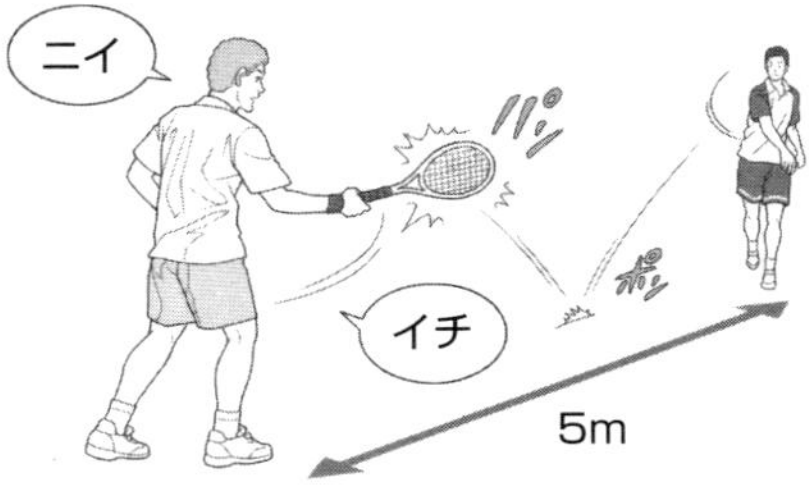

してカウントしながら、バウンドしたボールをキャッチさせる。

ステップ⑥……いよいよラケットを持たせる。5メートルほど離れたところからボールを投げ、同じようにボールがバウンドする瞬間に「イチ」、短く持ったラケットでボールをインパクトした瞬間に「ニイ」と声を出して言わせる。

ステップ⑦……ネットを挟んで向かい合い、ステップ⑥と同じことを行なわせる。このとき、打ったボールがネット近くに立っているコーチの頭の1メートルぐらい上を飛んでいくイメージを持たせるように指導する。

この7つのステップを忠実に行なえた人、つまり打球の行方など気にすることなく、ただ「イチ」、「ニイ」とだけやり続けた人のボールは、ほとんどすべて相手コートに弾んでいるものだ。

ただ、これでもまだうまくいかない人が、たま

ステップ⑦

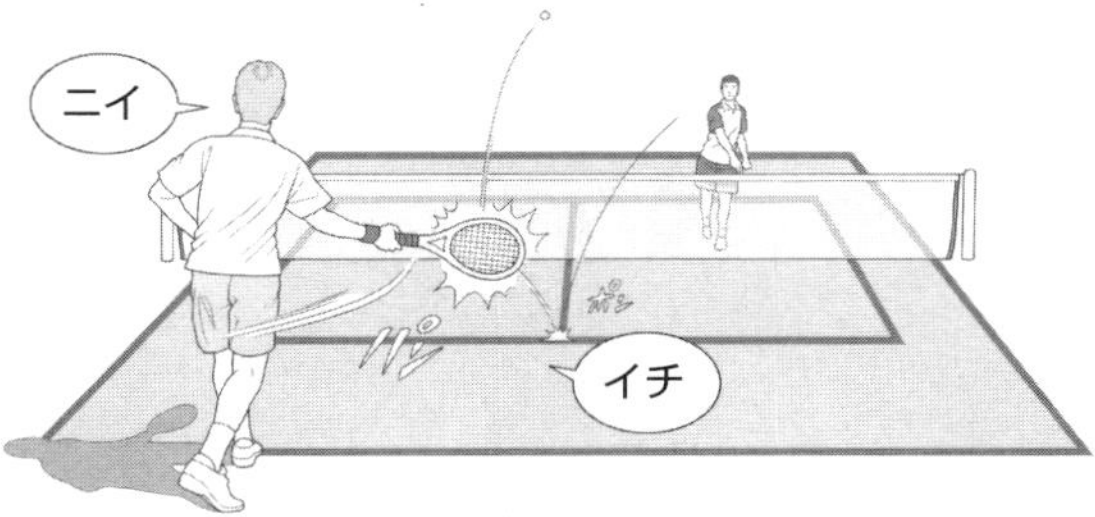

にいる。それは、「ニイ」、つまりインパクトの瞬間に「ニイ!」と強く言ってしまうような人だ。そんな人は、「ニィー」とやさしく言ってみるとうまくいく。

すでにお気づきのように、やれグリップはこうとか、バックスイングはどうとかといった技術的指導は、いっさいない。でも本当にこれだけでうまくいくのである。

ただし、インナーゲームの魔法が解けることがある。

それは、ただ「イチ」、「ニイ」に集中して、ボールの行き先などまったく気にしていなかった人に、周囲から「すごい! 全部入ってる」という声がかけられたりしたときである。すると、とたんに結果が気になるようになり、インパクトの瞬間にボールから目が離れ、ミスが出てしまうのである。

ゴルフへの応用

ガルウェイがテニスの上達法として考案した「バウンス・ヒット法」をゴルフに応用すると、次のようになる。つまり「バック・ヒット法」である。

やり方はテニスの場合と同様に、いたってシンプル。スイングの際、クラブヘッドがトップの位置に来た瞬間に「バック」、そしてクラブがボールに当たる瞬間に「ヒット」と大きな声で言うことだ。うまく打てたかとか、ボールの行方などはいっさい気にしなくてよい。

かつて私がメンタル面のアドバイスをしていたプロゴルファーのひとりに、生涯獲得賞金が3億円を突破した牧野裕プロがいる。彼に、この「バック・ヒット法」でショット練習をしてもらったことがあった。ありきたりのやり方ではすぐに飽きるので、「ヒット」という際の声の強さや調子、あるいはタイミングをいろいろ変えて打ってもらった。

すると面白いことに、たとえば実際のインパクトよりわずかに早めに「ヒット」と言うとフック系の打球に、わずかに遅めに「ヒット」と言うとスライス系の打球になるのである。また、強い調子で「ヒット」と言うとやや吹き上がりぎみの打球になるし、逆にソフトに言うとアゲインストの風にも強い、ゆっくりした球筋になる。

インナーゴルフ

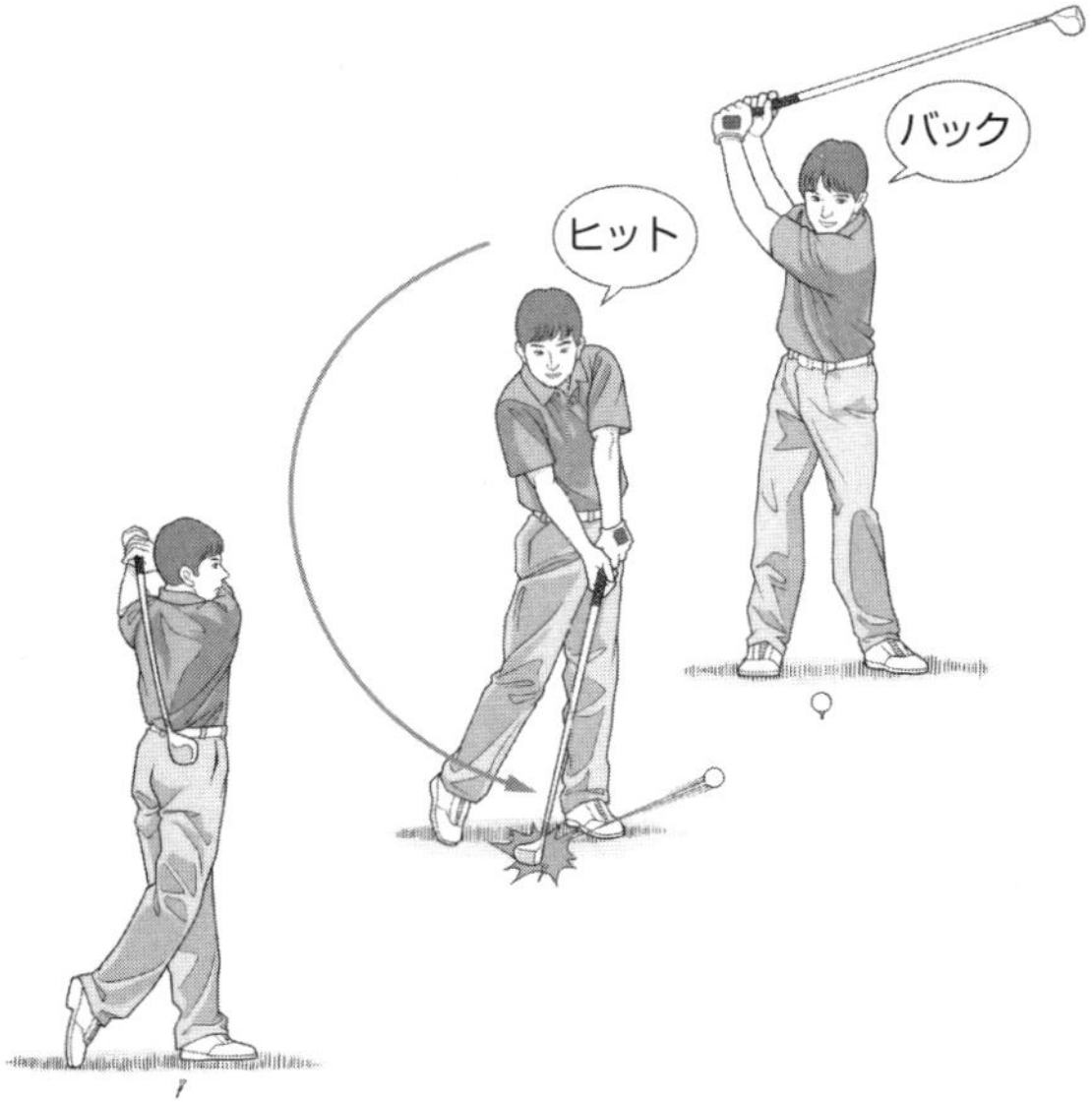

レッスンで、「こういう球筋はこう打ちなさい」と教えられるヘッドの動きやタイミングが、「ヒット」の言い方と合致しているのである。「バック」「ヒット」と言うことに意識を集中することで、ボールをうまく打てるように、セルフがスイングを自動修正してくれるといってもいい。にわかには信じられないかもしれないが、技術的なことなどまったく知らない初心者も、

インナーキャッチボール

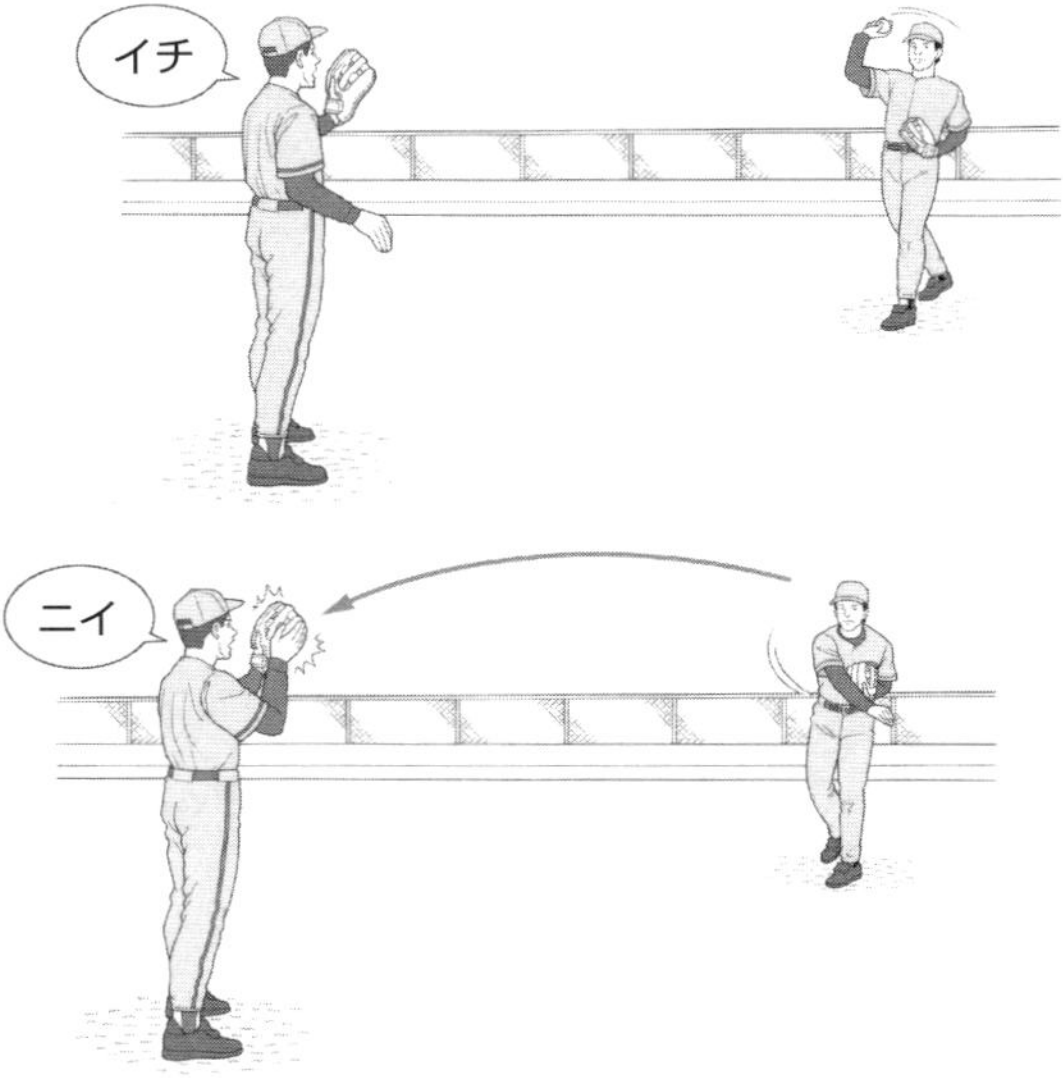

この方法で打たせてみると、実にすばらしいスイングをする。いや、知らないからこそできるのだと言うべきかもしれない。

野球への応用

同じくガルウェイの「バウンス・ヒット法」を、今度はキャッチボールに応用してみよう。

まず相手の手からボールがリリースされた瞬間を「イチ」、自分のグラブに入った瞬間を「ニイ」と、大きな声でカウントする。

このとき、注意しなければならないのは、キャッチングの技術的なことはいっさい忘れて、それぞれの瞬間をよく見て、正確にカウントすることだ。

この動作が忠実にできれば、少なくとも「イチ」と言った瞬間から「ニイ」と言うまでの間は、完璧にボールを目でとらえていることになるし、「ニイ」と言えたということは、ボールが完全にグラブに入っていることになる。

ボールという対象物に意識を集中させることで、エゴの働きを抑えることができるのである。

「観る」技術、「感じる」技術

運動を見抜き、体感する能力を磨くことができればあなたのスポーツは、さらにメキメキ上達する！

スポーツ上達のためには、運動を「観る」技術、そして観ることを通して運動を「感じる」技術が重要だ。そこでこの項では、動きの違いを見抜くための眼の養い方、そして「観る」ことを有効に利用したトレーニング方法を解説していこう。

「結果」ではなく、運動の「過程」を見よ！

どのような運動でも、それを上手に行なうためのコツが存在する。そしてそのコツは、決して個人個人で異なるものではなく、マスターすれば、誰もがその運動が上手にできるようになるし、逆にどんなに体力的に優れていようとも、マスターできなければ、その運動がうまくできなくなってしまうという性格を持っている。このように個人的な癖ややり方にとどまらない一定の公共性を持ったコツのことを、スポーツ科学の世界では〝運動技術〟と呼んでいる。

子どもたちは、こうした技術について正確に知らなくても、まさに見よう見まねで運動ができるようになってしまうことも珍しくない。とくに「第2期ゴールデンエイジ」にあたる10〜12歳の子どもは、新しい運動を始めても、大人なら100日かかるかもしれないところを、1日どころか1回でできてしまうことさえあるのである。旧東ドイツの運動学者クルト・マイネルは、自著『マイネル・スポーツ運動学』でこのことを「即座の習得」と名付け、この時期の特徴としている。

動きを理性的にとらえて分析しながら習得しようとする大人と違って、子どもは動きの全体をパッと見て、「あっ、あの感じか」と、直観的に身体を動かそうとする。肘の使い方はこうだとか、膝はどうだとかいう「分析」抜きで、「ウッウーン」とか「パッパーン」「バシーン」など独特の擬態語で感じをつかみながら全体のリズムをとらえるのがうまい。つまり、上級者の運動リズムを「見抜き」、そして「共感」し、さらに自分の体内に「移植する」能力に優れているのである。

一方、大人はどうだろうか？

たとえばテニスのゲーム。ほとんどの観客は首を右へ左へと振りながら、眼はボールの動きを追いかけている。あるいはゴルフ。パートナーのプレーを称える言葉は「ナイスショット！」であって、決して「ナイススイング！」ではない。つまり、運動の「経過」を見ることなく、「結果」のみを見ているのである。応援団や観客ならそれでもかまわない。しかし、スポーツ上達のために見るのなら、こんな見方は、あまりにもったいないと言わざるをえない。

「分析」をするな！

このような指摘に対して、「いや、自分はきちんと運動の過程を見ているよ」と反論する人もいるだろう。そして、こう反論する人の多くは、研究熱心で、上達への意欲も旺盛な人たちのはずだ。

ゴルフやテニスに限らず、スポーツ上達のための教本や技術雑誌には、必ずといっていいほど連続写真が登場する。彼らはそのひとコマひとコマを入念に分析し、自分のスイングに取り入れようとするだろう。

「えーっと、テイクバックは低くストレートに引いて、そこからクラブが飛球線と平行になるようにトップをつくる。ダウンではスイングプレーンからクラブが外れないように気をつけて。ヘッドアップしないようにインパクト……」

この記述はスイングチェックとしては誤りではない。が、こんなギミックだらけの頭では、まず間違いなくボールはうまく打てない。物事を理性的にとらえ、スポーツも理詰めで覚えようとする人ほど、こうした罠にはまりがちだ。かくして、理論というロープでますますがんじがらめに縛られ、とうてい伸びやかに身体を動かすことができなくなるのだ。

運動の過程を見ることは大切だが、「分析」をしてはいけない。分析することによって、動きは停止し、肝心のリズムが見えなくなってしまうからだ。

話を音楽にたとえてみよう。好きな曲を歌えるようになりたいと思ったとき、楽譜を音符ごとにバラバラにして、ひとつひとつ真似しようとする人はいない。くり返し曲を聞きながら自分の声を曲に乗せ、やがてリズムやアクセントなどの微妙なニュアンスまでも再現できるようになるはずだ。

スポーツにおける動作もまったく同じこと。お気に入りのプロ選手や上級者の動きをくり返し観察し、何度も同じリズムで動くことによって、やがてその動きがあなたの体内に「移植」されるのだ。

リズムを身につける練習用ビデオの作り方

それではここで、一流選手のリズムを体得するための練習用ビデオの作り方について説明しよう。

ゴルフを例にとれば、タイガー・ウッズでもアニカ・ソレンスタムでもいい。まずは「お手本」とするべき選手の動きをデジタルビデオで録画する。

素材が入手できたら、次は編集だ。ビデオ編集などといっても尻込みする必要はない。「Adobe Premiere」や「i Movie」といったデジタルビデオ編集ツールを使えば、ひと昔前ならたいへんな時間と労力が必要だった動画編集がカンタンにできるのだ。専用の機器も特別な技術も必要ない。選手のスイング動作（バックスイングからフォロースルーまで）のコマを、50回でも１００回でも、必要な回数だけコピー&ペーストすればいい。小学生にもできる簡単な作業だ。編集が終わったら、あとはＤＶＤやビデオテープにダビングすれば、居間のテレビでも再生できる。

こうしたデジタルビデオ編集ツールは、最近では多くのパソコンに「おまけソフト」としてあらかじめ搭載されている。せっかくの機能を眠らせておくのはもったいない。大いに活用しよう。

さて、ビデオができあがったら、いよいよ練習だ。ビデオを再生しながら、選手の動きに合わせてスイング動作をくり返そう。

ここでも肝心なのは、選手の動きのリズムを見抜き、あなたの体内に移植することだ。グリップは、クラブの角度は……といった分析の視点を捨て、ビデオに映し出された選手と同じテンポでスイングすることに集中しよう。

テンポやリズムを重視するこの練習法は、短い時間でトレーニングできるのも魅力だ。ゴルフのスイングは1回につき1～2秒だから、１００回スイングしても最大で

２００秒、つまり3分あまりの時間で済んでしまう。実に手軽なトレーニングだが、これを続けることで、あなたのスポーツ技術は確実にグレードアップするはずだ。

きっと、変われる！

「運動神経はまだまだよくなる」と題して、ここまで、大人のためのスポーツ上達法を解説してきた。本書を通して伝えたかったことは、大人をスポーツから遠ざけている要因をていねいに取り払ったうえで、「さあ、あなたももういちどスポーツを楽しんでみませんか」というメッセージだ。

たとえば「運動神経のよさは、すばしっこさとたくみさに現われる」と言っても、本格的なアジリティトレーニングに取り組もうという大人は多くはないだろう。そこで本書では、腰まわりの筋肉強化だけをテーマとした。パート2で紹介した腹筋テストと腹筋強化法を利用すれば、スポーツの上達に寄与するばかりではなく、日常生活を快適に送るためにも役立つ。また、前項で説明したビデオを使ったトレーニング法なら、家の中で、わずかな時間で最大の効果を上げることができる。そして本章で紹介した「インナーゲーム」のようなトレーニング法なら、スポーツと親しむうえでもっとも大切な「できた！」という喜びを、約10分で味わうことができる。

できなかったことができるようになった……その瞬間の喜びは、大人も子どもも変わらない。そしてその喜びは、その人を変えるきっかけにもなりうるのだ。

「運動神経をよくしたい」ということは、自分を変えたい、現状を変えたいという欲求でもあるだろう。しかし、生まれつき運動神経が鈍いから……と尻込みしていたのでは、何も変わらない。

きっと、変われる。これが、心・技・体すべてにわたる、私のモットーである。

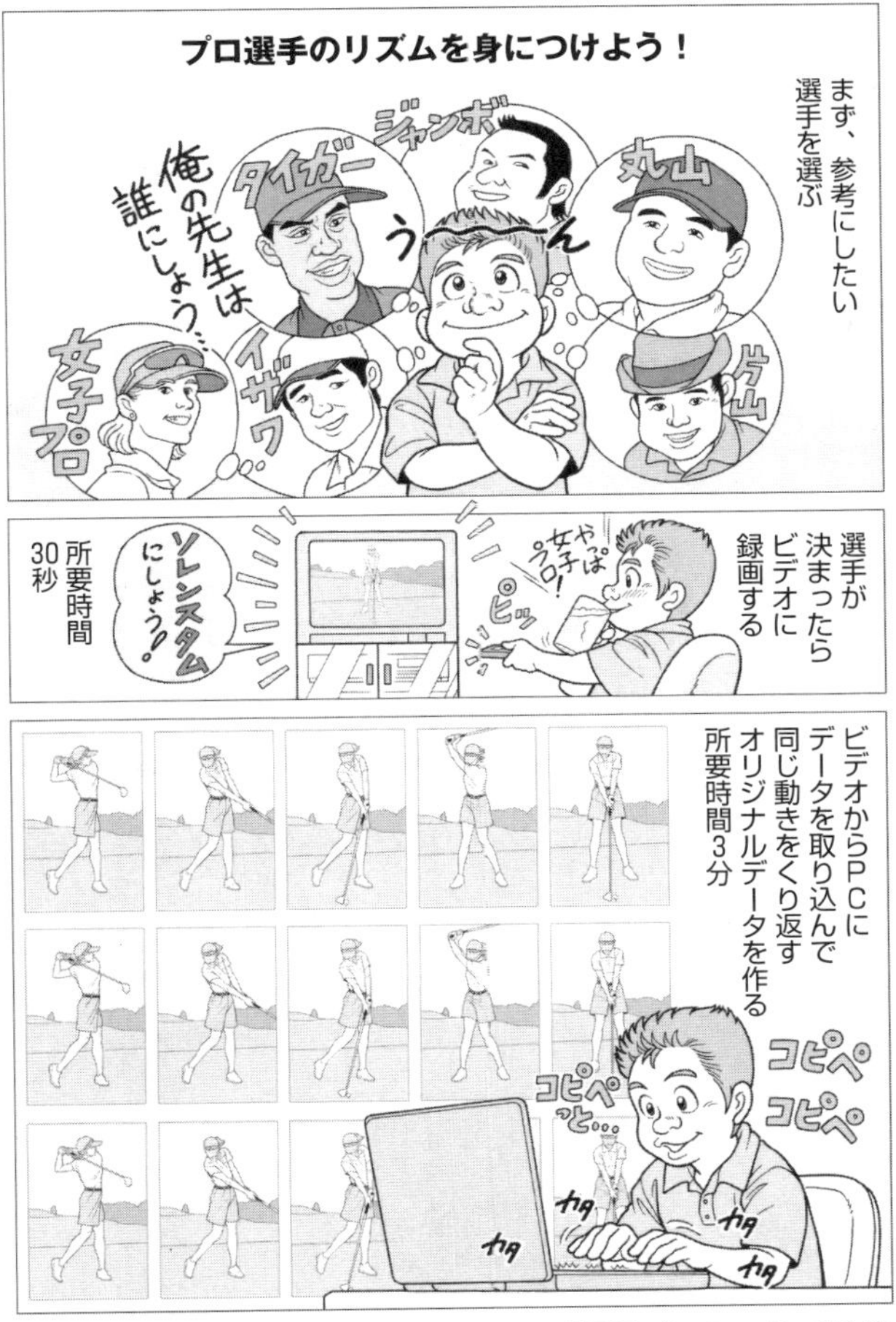
プロ選手のリズムを身につけよう！
まず、参考にしたい選手を選ぶ
ジャンボ
丸山
タイガー
俺の先生は誰にしよう…
う〜〜ん
片山
イザワ
女子プロ
選手が決まったらビデオに録画する
やっぱ女子プロ！
ピッ
ソレンスタムにしよう！
所要時間30秒
ビデオからPCにデータを取り込んで同じ動きをくり返すオリジナルデータを作る
所要時間3分
コピペ
コピペ
コピペっと…
カタ
カタ
カタ
カタ

※編集部注　一般の男性ゴルファーには、一流男子プロのスイングは速すぎて真似できない。女子プロをお手本にしよう！

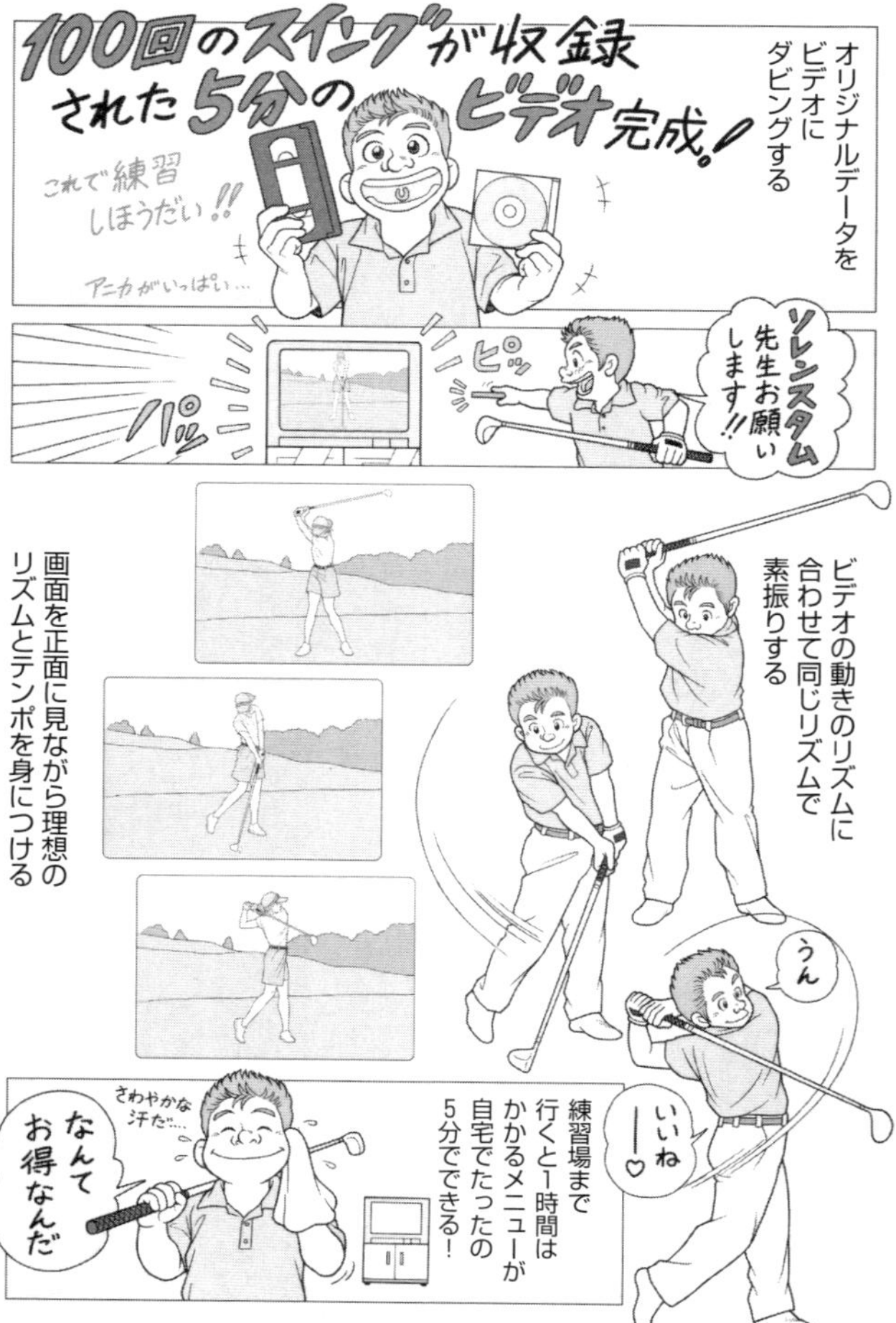
オリジナルデータをビデオにダビングする
100回のスイングが収録された5分のビデオ完成！
これで練習しほうだい!!
アニカがいっぱい…
ソレンスタム先生お願いします!!
ピッ
パッ
ビデオの動きのリズムに合わせて同じリズムで素振りする
画面を正面に見ながら理想のリズムとテンポを身につける
うん
いいねー♡
練習場まで行くと1時間はかかるメニューが自宅でたったの5分でできる！
さわやかな汗だ…
なんてお得なんだ

PART 4

プラスαのトレーニング&ケアでパフォーマンスアップ!

監修――NPO法人/日本ホリスティックコンディショニング協会
構成――梅澤 聡+青木まき子

プラスαメソッド①

進化し続ける「ＦＮＣ理論」

野球・ゴルフ・サッカー・テニス▼動作別「ＦＮＣ理論」実践メニュー

肉体の状態をよりよくし、それを少しでも長く保つ。アスリートのパフォーマンス向上はもちろんだが、一般の人のコンディション調整にもＦＮＣ理論は有効だ。

ＦＮＣとはFunctional Neuromuscular Conditioningの頭文字を取った言葉。Functionalは「機能的な」、Neuromuscularとは「神経—筋の」という意味。つまり「筋に対して神経的な刺激を加えながら、身体の機能的な動きづくりを目標にしたコンディショニング」これが、ＦＮＣだ。

「コンディショニング」とは広い意味で使われる言葉だが、ここではストレッチングやレジスタンストレーニング（ウエイトや人の力などで負荷を与えて行なうトレーニング）などを組み合わせて、身体を目的に合わせて調整していくことを指す。

従来のＦＮＣ理論に骨格の歪み矯正を加え、身体の状態を整える

これまで筋肉へのアプローチがメインだった「ＦＮＣ理論」が、骨格の歪みを調整するという新たなプログラムを加え、さらにパワーアップした。

人間の身体は基本的には左右対称だが、必ずといっていいほど、どこかに歪みが生じている。日常生活の何げない動作でも、右利き、左利きなどによって、使う部分に差が出るため身体が歪む。さらに過去にケガなどしている人は、それをかばうためにほかの部分を酷使してしまい、それが歪みの原因となることもある。

このように骨格に歪みのある状態で、全身のキネティックチェーンや対角らせんの動きといった、従来のＦＮＣのエクササイズを続けても、筋肉が偏ってついてしまい、歪みをさらに大きくしてしまう危険もある。

たとえば、骨盤（腸骨）の右側が少し前に傾き、左側が少し後ろに傾いている人なら、右側の股関節前の筋肉（腸腰筋）は縮んで硬くなり、左側の腿は後ろの筋肉（ハムストリングス）が縮んで硬くなっている。このような状態で筋肉トレーニングを行なうと、右側はさらに前に傾き、左側はより後ろに傾いて、歪みがひどくなってしまう可能性がある。

身体の軸の歪みをチェックし、歪んでいる骨格を調整し、再び歪まないよう、筋バ

ランスを補正するエクササイズを行なう。これが、またもや進化した、新しい「FNC理論」だ。

一般人のためのFNC

新しい「FNC」はプロや常にスポーツを続けているアスリートのみを対象としたものではない。一般の人にも、身体をよい状態にして、それを少しでも長く保ってもらおうというものだ。

その概略をざっと説明すると――

まず骨格をチェックする。脊柱全体や脚の長さ、骨盤や股関節などをチェックすることで、体軸のゆがみがわかる。左右のバランスが悪いと、身体の動きにも影響が出る。

そして、骨格バランスの悪いところを均等になるよう調節する。骨盤のゆがみを調節することで脚の長さが均等になったりする。

さらに硬くなった筋肉をストレッチでほぐして、下半身のトレーニングに入る。下半身の連動性は、足首を動かすと股関節まで動くかどうかをチェック。連動していなければ、動くようにしなければならない。

ボールを使った股関節の運動。ボールを左右に転がす運動は足の裏をより敏感にする。

また、ボールを片足全体、かかと、つま先で踏み潰しながらバランスを維持する運動。ＢＯＸに片足を乗せておこなうスクワット。壁に片足をつけておこなうデッドリフト。前に踏み出すランジ。後ろに踏み出すランジ。といったエクササイズのメニューがある。

これらは10分もあればできてしまうので、どんな忙しい人でも自宅で継続可能だ。

FNCのポイント1

全身のキネティックチェーン(動作連鎖)

スポーツ動作を細かく見てみると、それぞれの動きによって身体の使い方に違いはあるものの、共通している「基本的な動かし方」があることがわかる。その「基本的な身体の動かし方」には、2つのポイントがある。

第1のポイントは、「動作は身体のある部分だけで行なわれるのではなく、全身の連動した動きとして行なわれる」ということ。

試しに、ポケットに両手を入れたまま、脚だけの動きで走ってみよう。とても窮屈で、疲れてしまうはずだ。効率よく快適に走るためには、脚部の動きに連動した、腕や体幹の逆捻りの動きが不可欠であることが実感できるだろう。

同様に、たとえば野球のピッチングにおいても、動作の連鎖性は不可欠だ。ピッチング動作を細かく解析してみると、

①脚部を使った体重移動→腰の回転
②腰の回転→体幹や肩の回転
③肩の回転→腕、肘、手首の動き

④指先からボールがリリースされる

という一連の動作がつながっていることがわかる。この動作連鎖のどこかに、弱いところや、つながりの悪いところがあると、効率のいいピッチング動作にならない。とりわけ「腕と体幹のつながり」や、「脚部と体幹のつながり」は最重要ポイントだ。「腕と体幹のつながり」においてもっとも意識すべきところは、仲介役となる肩甲骨の動きだ。

いわゆる肩関節は、細かく見ると「体幹と肩甲骨」「肩甲骨と腕」の2つの関節に分けて考えることができる。そのため、「投げる」前のウォーミングアップでは、従来のように肩の前方や上方へのストレッチだけで終わらせずに、まず「肩甲骨の動きを意識したエクササイズ」(92、93ページ)からスタートし、肩甲骨の動きが出てきたところで「腕を含めた肩全体の4方向へのストレッチ」(94、95、110、111ページ)、さらに「腕の動きと胸部や腹筋群、背筋群とのつながりを意識したストレッチやエクササイズ」(112~121ページ)で仕上げていくことが必要だ。

さらに脚部との連鎖性も意識するなら、たんに脚部のストレッチだけを行なうのではなく、「脚部と腹筋群」あるいは「脚部と背筋群」とのつながりを意識したエクササイズも取り入れると、全身の連鎖性(キネティックチェーン)が、より明確に意識できるようになるはずだ。

FNCのポイント2

対角らせんの動き

第2のポイントは、スポーツ動作において、脚や腕は「体軸に対して斜め方向」に動かすケースが多いということだ。しかもその動きは、「内側や外側への捻り」を伴うことが多い。

たとえば、野球の投球動作における腕の動きは、体軸を斜めに横切る対角線（斜め後ろ上方から斜め前下方）上の動きだ。しかも腕は、肘の屈伸とともに外側、あるいは内側への捻りを伴った動きをしていることに注目してほしい。

走るときの腕の振りも、一見、まっすぐ前後スイングしているように見えるが、よく見ると、身体に近づいたり離れたりしながら前後にスイングする、「対角線的な動き」であることがわかる。さらにこのとき、腕はわずかながら内、または外への捻り動作をも伴っている。脚部の動きも「対角線で捻りを伴った動き」の要素を持っている。

陸上短距離でのスタートダッシュ時の脚の動きも、よく見ると、「真後ろに蹴る」というより、むしろ「斜め外側に蹴り出す」動きをしていることがわかる。このとき、

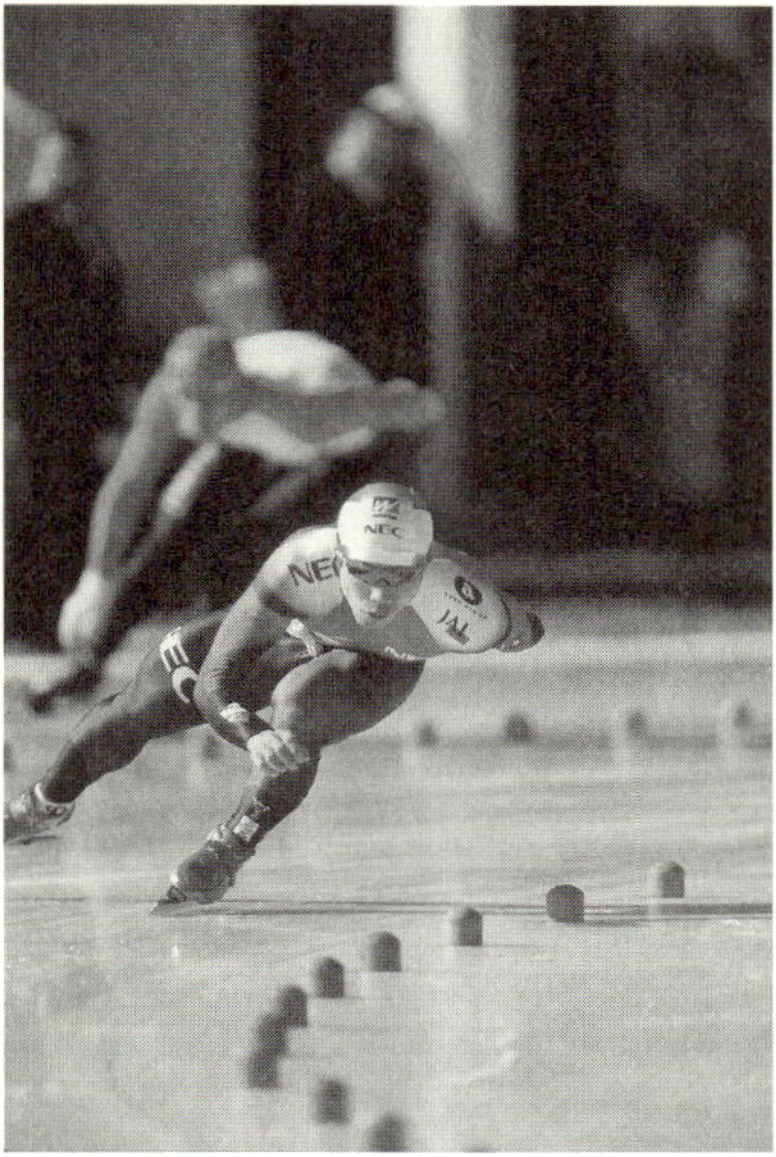

脚は内側に捻れながら伸展している。

左の写真を見てほしい。スピードスケートのダッシュでは、その動きはさらに明確であることがわかるだろう。

この「対角線」という要素と「捻り」の要素を併せると「対角らせん」という動作になる。ポイント①の「全身のキネティックチェーン」と、ポイント②の「対角らせん」は、あらゆるスポーツ動作の基礎となる、筋力をもっとも効率的に発揮することのできる動作なのだ。

FNCのポイント3

「筋肉と神経の関係」を利用して、効率的なスポーツ動作を引き出す

次に、「神経―筋の関係」について簡単に説明しよう。

筋には、外部から加えられる刺激によって、弛緩しやすくなったり、逆に収縮性が増したりする性質がある。

前屈運動を例に試してみよう。まず最初に、何もせずに前屈してみる。次に、あらかじめ（背筋群の収縮を意識しながら）後屈を何度か行なった後に前屈してみよう。予備運動として後屈を行なったときのほうが、ラクに前屈できるはず。これは「筋はいちど収縮を起こした後のほうが弛緩しやすい」という性質によるものだ。

また、表と裏の関係で考えれば、「表側の筋に力を入れると、裏側の筋は弛緩しやすくなる」という性質もある。前屈の例にこの要素をプラスすると、いちど反る動き（背筋の収縮）をしてから前屈するときに、今度は前側の筋群（腹筋群）を収縮させながら前屈するという往復のエクササイズ（裏と表の筋群を順番に収縮する）に発展

させることができる。

さらに筋には、「反動をつけた動きを行なうと収縮力が増す」という性質もある。

いわゆる「アキレス腱のストレッチ」を行なう際には、はずみをつけて行なうが、実はこれは「カーフ（ふくらはぎ）の筋群のストレッチ」であると同時に「カーフの収縮力をアップさせるエクササイズ」でもあるわけだ。またこのときに、すねの前側の筋群の収縮も併せて行なえば、さらに動きがよくなってくる。

このように「筋肉と神経の関係」をうまく利用して、スポーツ動作に求められる効率的な動きを引き出すことが、ＦＮＣの特徴なのだ。

ここまで説明してきたように、ＦＮＣ理論では、実際のスポーツ動作を常に意識しながら、エクササイズを組み立てていく。そのため、一般に広く行なわれているストレッチングやウエイトトレーニングに親しんできた人の中には、「これまで自分が行なってきたトレーニングは間違いだったのか」と思う人もいるかもしれない。

しかしＦＮＣ理論は、基本的なストレッチングやトレーニングの大切さを否定するトレーニング法ではないことを強調しておきたい。あなたがストレッチングで培った柔軟性、ウエイトトレーニングで養った筋力の強さを、もっとも効率的に競技パフォーマンスにつなげる。これこそがＦＮＣ理論のテーマなのだ。

打つ

軸のぶれない回転動作で、最大パワーを発揮しよう!

「打つ」競技の代表といえば、野球、テニス、ゴルフなどがある。

この打つという動作で重要なのは、身体の軸がぶれずに回転をすることだ。前のめりになったり、後ろにのけぞったりせず、バランスよく回転するのが理想である。

回転を生むのは下半身、つまり脚部である。基本的には、利き足が軸足になり、もう片方が踏み出し足になる。軸足は内側の捻り（親指が下を向く）、踏み出し足は外側の捻り（小指が下を向く）を伴った蹴りが必要となる。

こうして脚部の伸展と回転によって生まれたパワーは、腰の回転を生み出し、ちょっと遅れて、体幹、肩の回転、腕の伸展と振りへと結びついて、インパクトの瞬間はすべて一緒になり、最大のパワーを発揮するのだ。

写真のイチロー選手を見ると、この動作の遅れの様子がよくわかる。腰はすでに打球方向に向いているが、肩はまだ打球方向に向いていないし、バットはさらに遅れている。このタイム差を生み出すのが、身体のしなやかさと連動性なのだ。

また、それぞれの動きにある捻りの要素も見のがせない。とくに腕の振りでは、右利きならば、右腕が外側から内側、左腕が内側から外側という捻りを伴った、屈曲と伸展動作が入ってくる。

インパクトの後は、フォロースイングへと移行して、打つ動作が終了することになる。

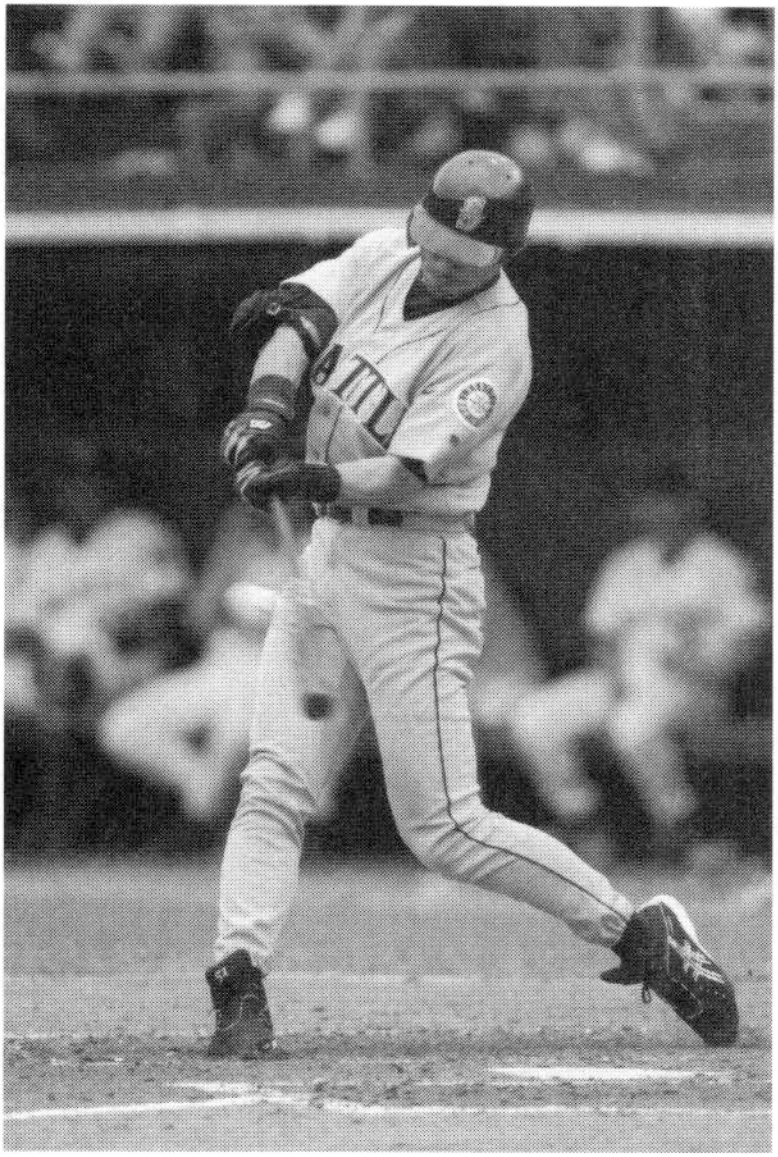

今回の「打つ」のエクササイズは、肩甲骨、腕、体幹、それぞれの運動性に的を絞ったものとなっているが、本来は下半身の捻り、蹴りのエクササイズも必要だ。フットワークのエクササイズ（130ページ～）も加え、その後、競技別のスペシフィックエクササイズを行なうことをお勧めする。

BASIC

なめらかな腕の動きをつくる肩甲骨と体幹のウォームアップ

肩甲骨（交互）

前後の動きを左右交互に行なう。できるかぎり身体の中心は保ったまま、片方の肘を前に出して、同時に反対の肘を後ろに引く。左右のバランスもチェックしよう

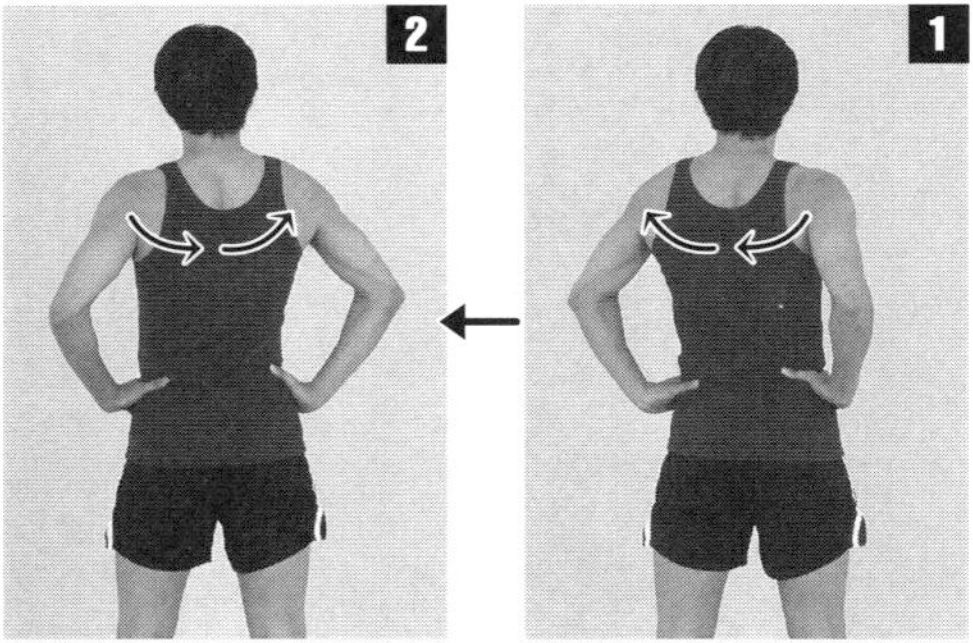

肩甲骨（前後）

両肘を後ろに引きながら、背中の真ん中にしわを寄せるようにして左右の肩甲骨を近づける。両肘を前のほうに出しながら、左右の肩甲骨を引き離す

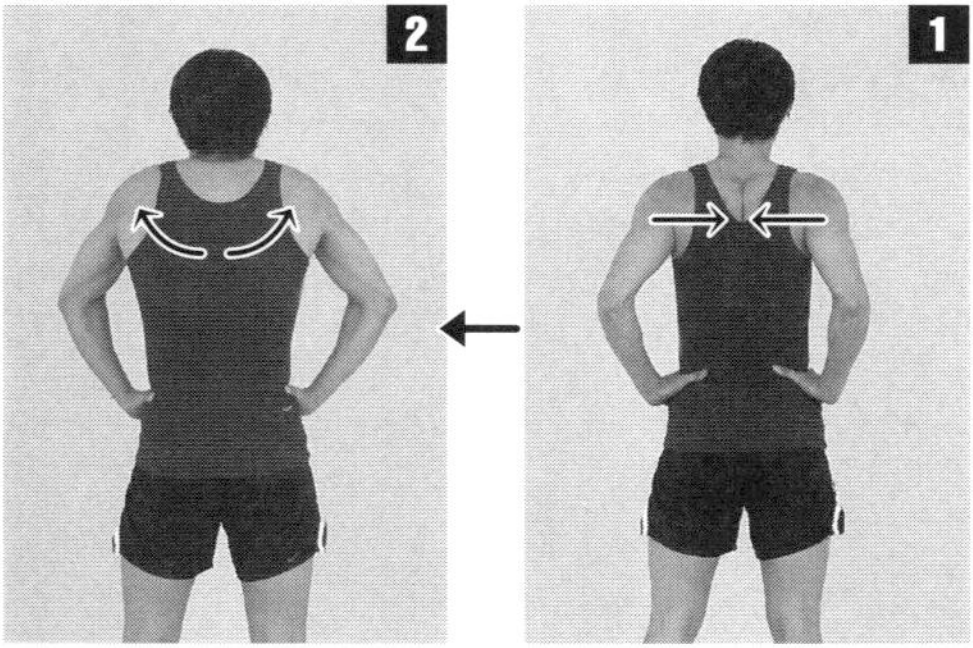

肩甲骨（捻り）

肩甲骨の交互の動きに合わせて身体を捻る。このとき身体の軸（前後左右のバランス）を保ったまま捻るようにする。左右のバランスもチェックしよう

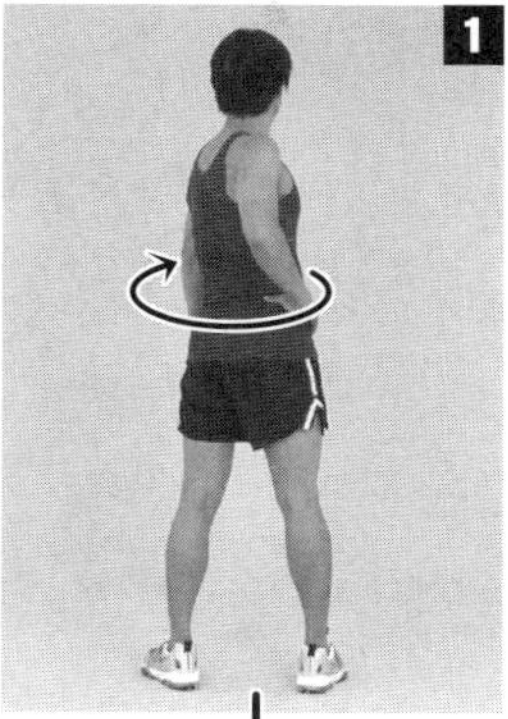

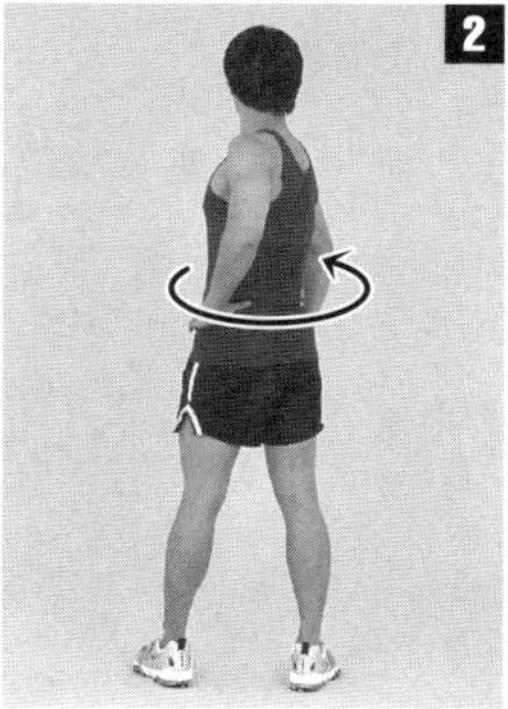

肩のストレッチ（側方）

顔を正面に向けたまま（身体の軸を保つ）ストレッチを行なう。肘をできるだけ伸ばしたまま手前へ引く。内側捻り、外側捻りを行なうときは、肘をなるべく伸ばしたまま、徐々に捻りを深くする

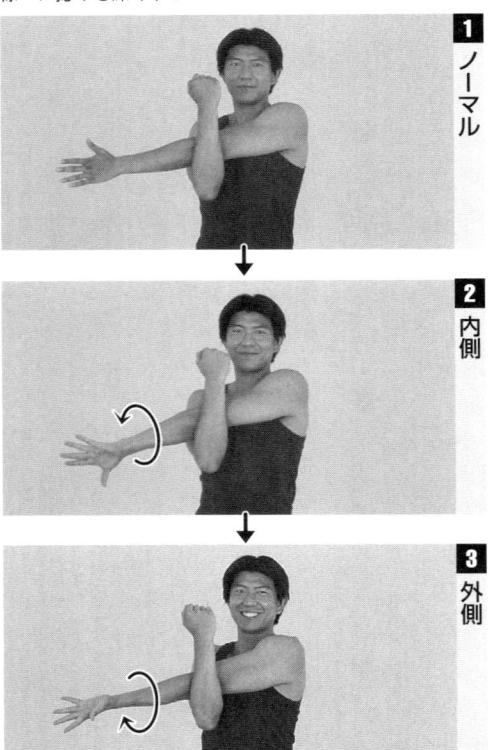

1 ノーマル

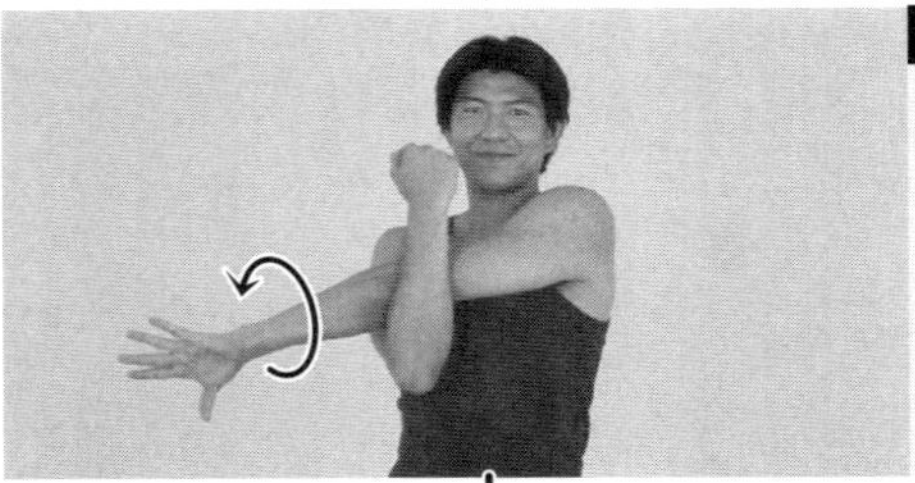

2 内側

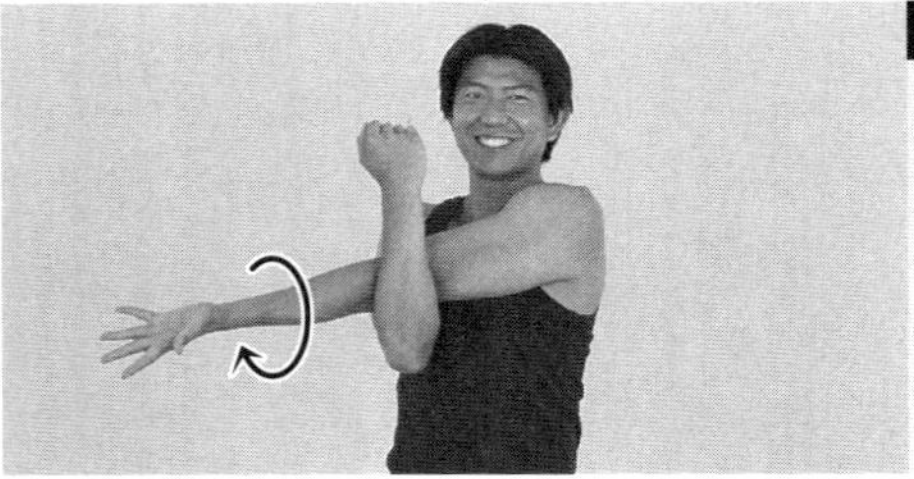

3 外側

肩のストレッチ（前方）

壁や柱などに対して腕を直角に上げ、身体は横向きに立つ。身体の向きをゆっくり壁に背を向けるように変えていく。このとき肩を前方に突き出さないように注意しよう。内捻り、外捻りの際は、あらかじめ腕を捻っておいて、身体の向きを変えていく。無理をせず、徐々に可動域を広げるようにしよう

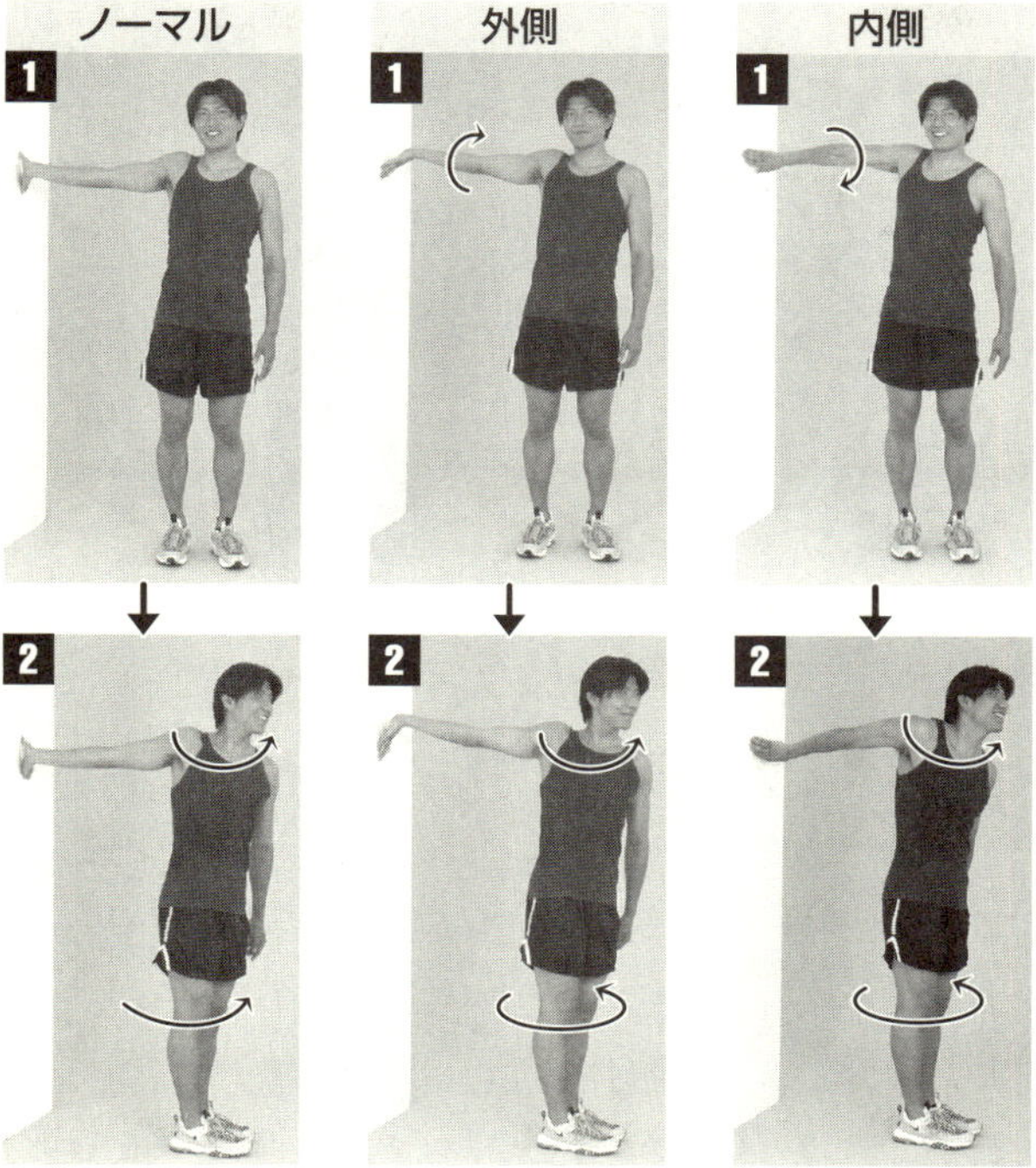

BASIC

自分で動かす肩の捻り

ショルダーレベルスイング

顔を正面に向けたまま（身体の軸を保つ）行なう。上側になる腕は内に、下側は外に捻る。徐々に自分で動かす範囲を広げていこう。左右行なうと、やりやすい腕とやりにくい腕が出てくるはず。やりにくいほうをしっかりエクササイズして左右のバランスをよくしよう

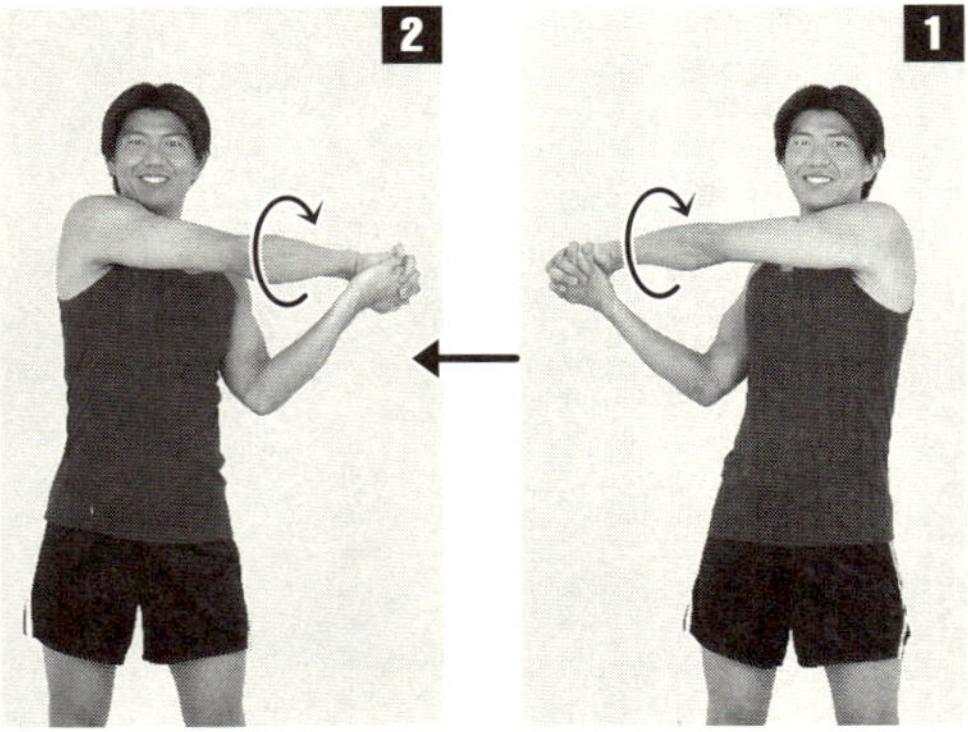

ショルダーレベルスイング（体幹）

前後左右にぶれないように、身体の軸を保ちながら、腕の動きと身体の捻りを連動させる。いっきに強く捻らないで、徐々に自分で動かす範囲を広げていく。このときも左右のバランスを見よう

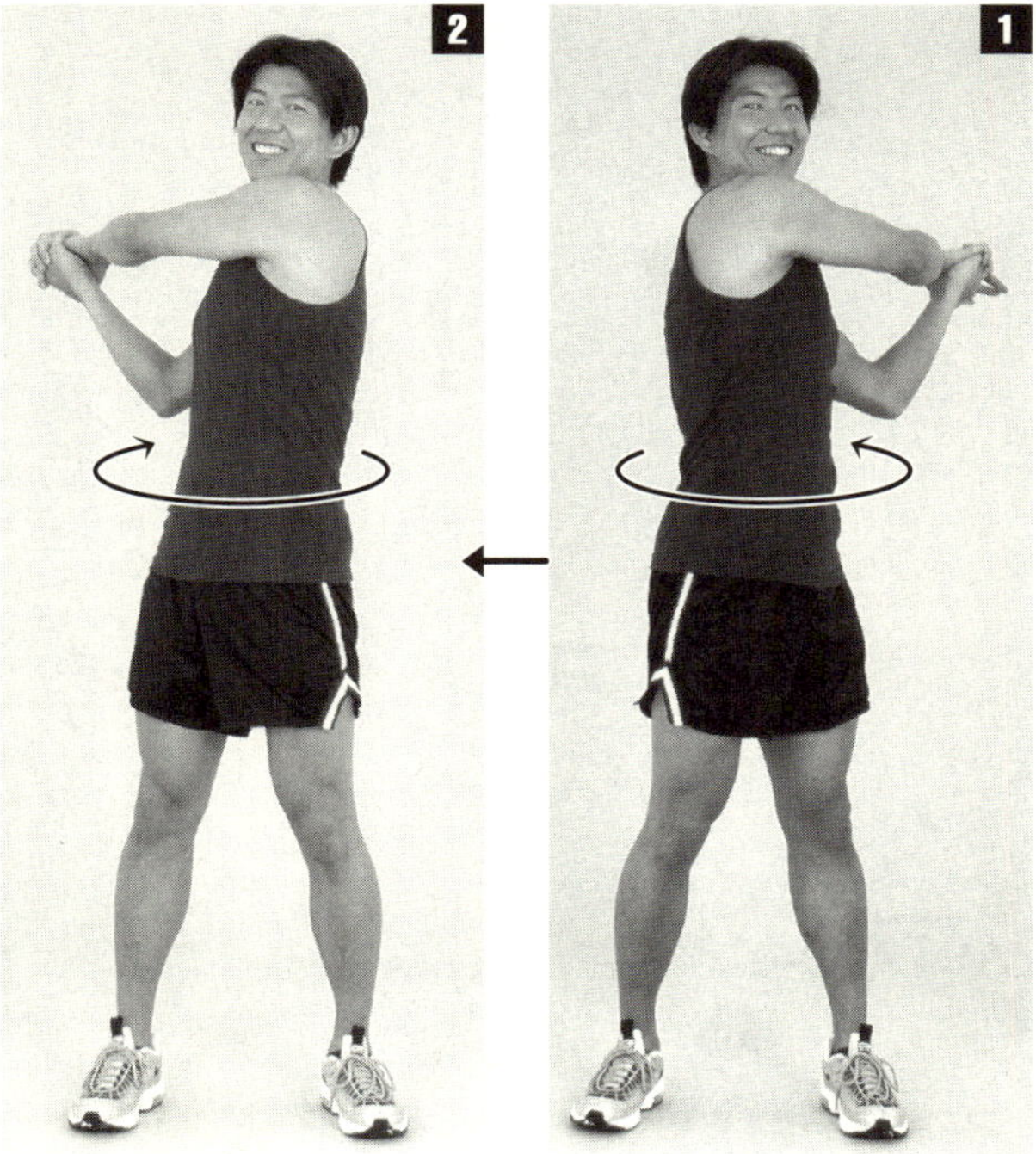

ショルダーレベルスイング（内転筋と体幹）

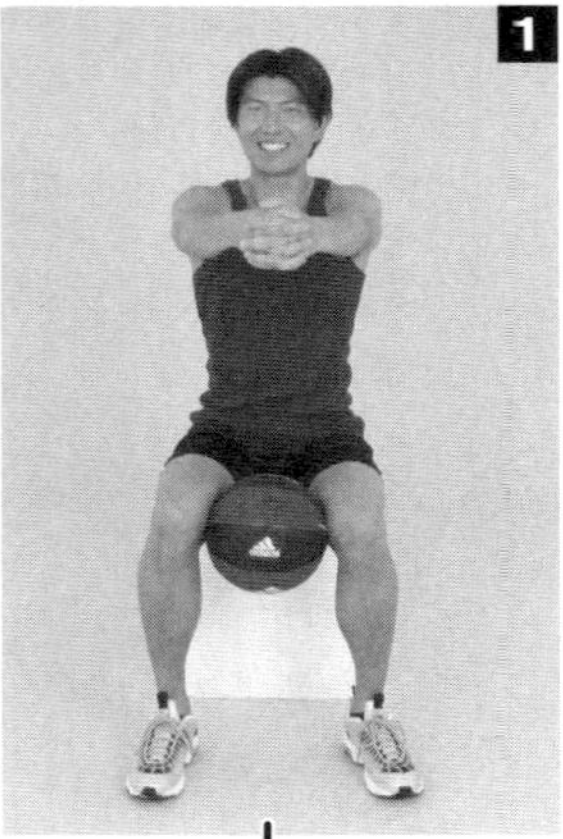

顔を正面に向けて身体の軸を保つ。これは内転筋と体幹の連動性を高めるエクササイズだが、とくに前側と側方が鍛えられる。腕は上側は内の捻り、下側は外の捻りとなる。徐々に動きを大きくしよう。また、左右の筋バランスも見よう

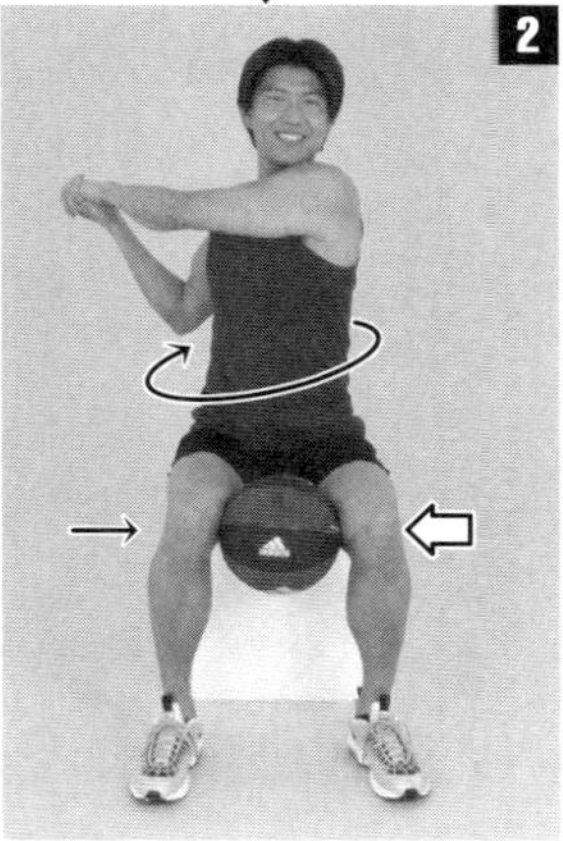

ショルダーレベルスイング（外転筋と体幹）

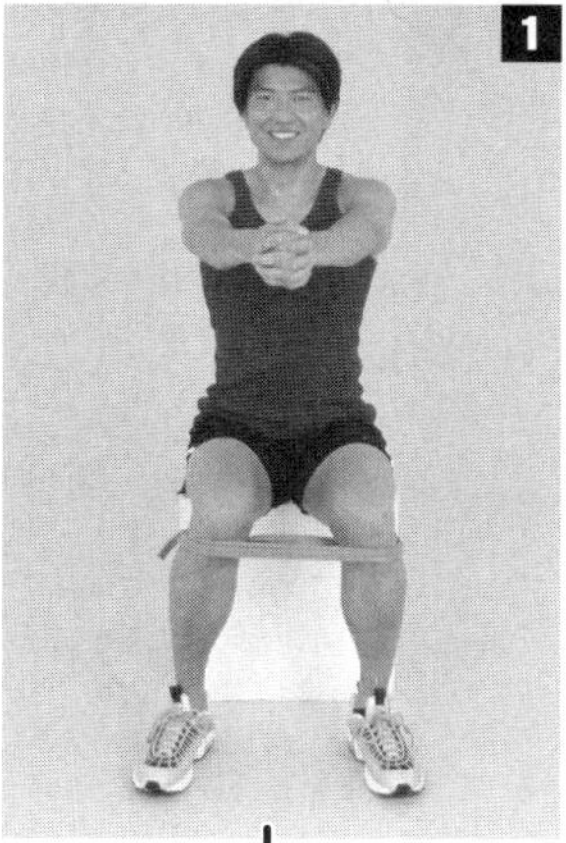

顔を正面に向けて身体の軸を保つ。これは外転筋と体幹の連動性を高めるエクササイズだが、とくに後側と側方が鍛えられる。腕の捻りもしっかり行なう。徐々に動きを大きくしよう。また、左右の筋バランスも見よう

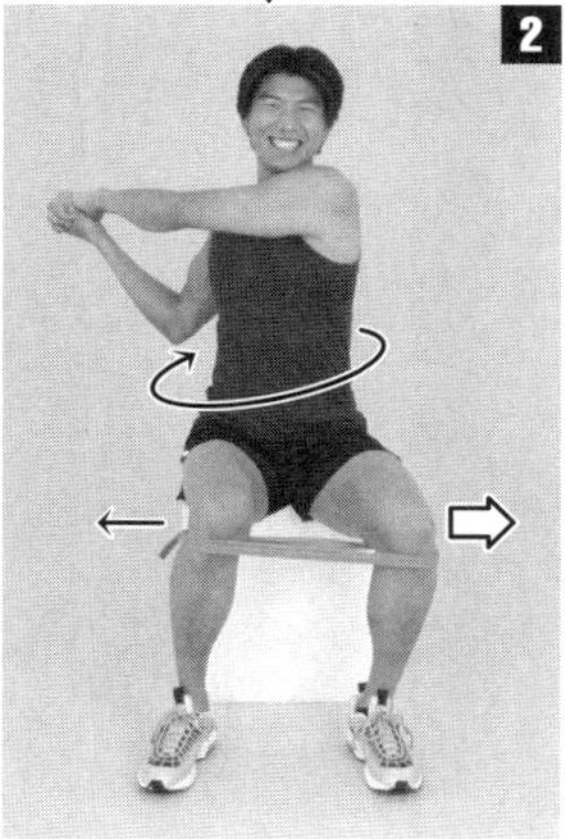

野球

股関節の捻りとキレのよいボディターン

テイクバックからの切り返し

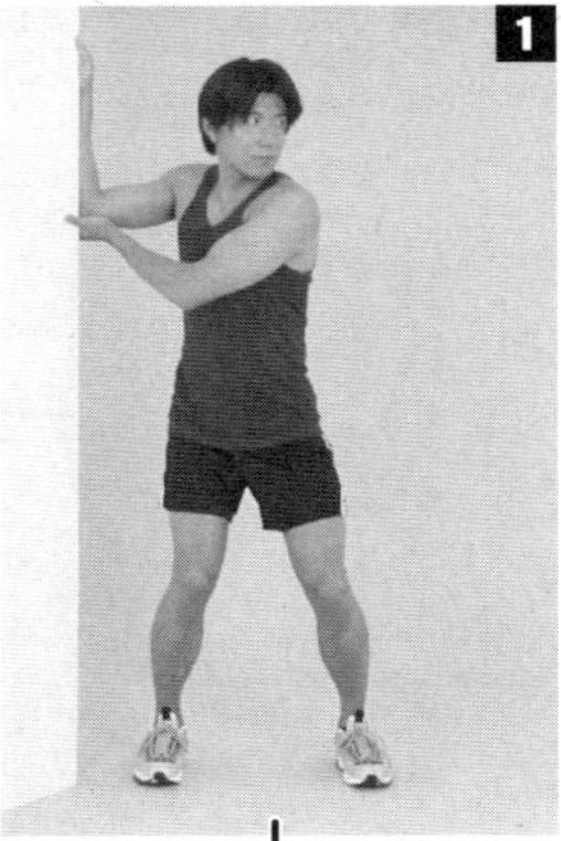

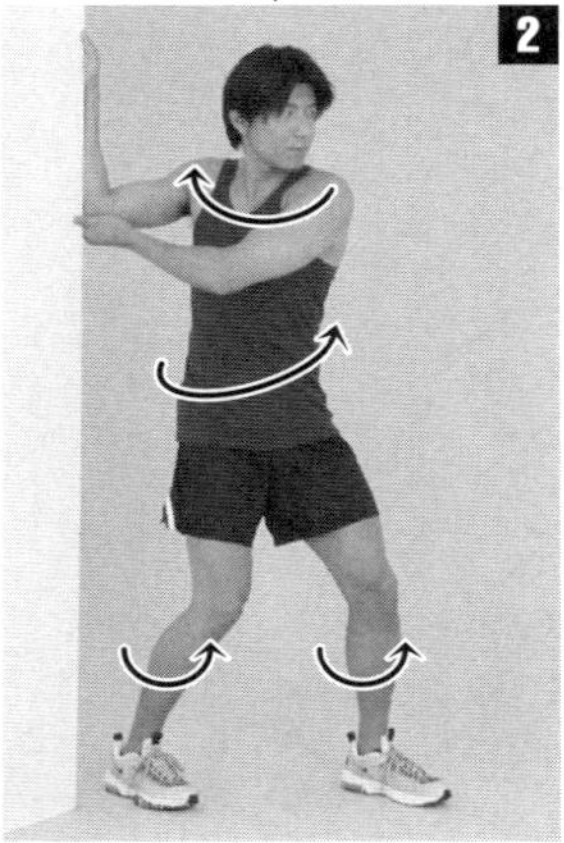

利き腕の肘と前腕を柱などに固定し、反対の腕は利き腕の肘を軽く支える。両脚、腰は正面に向ける。この状態から両脚の捻りと蹴りを使って、腰と体幹をスイング方向に素早くターンさせ、この反動で、腰・体幹が強く収縮し、捻り戻される感覚をつかむ。キレのいいバッティングができるようになるための、動作の切り返しを刺激するエクササイズ

股関節と腰のターン

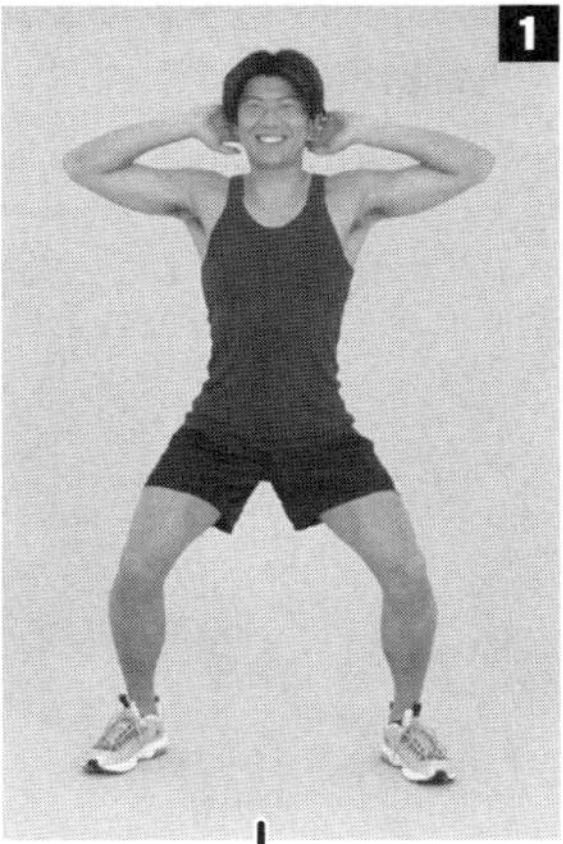

スタート時はスクワットの姿勢をとる。このとき前後左右にぶれないようバランスをとろう。とくに前屈みになりやすいので注意が必要だ。脚を捻るときは腰が正面を向いたまま行なう。捻りは、内捻りが拇指の付け根が中心で、外捻りは小指の付け根が中心となる

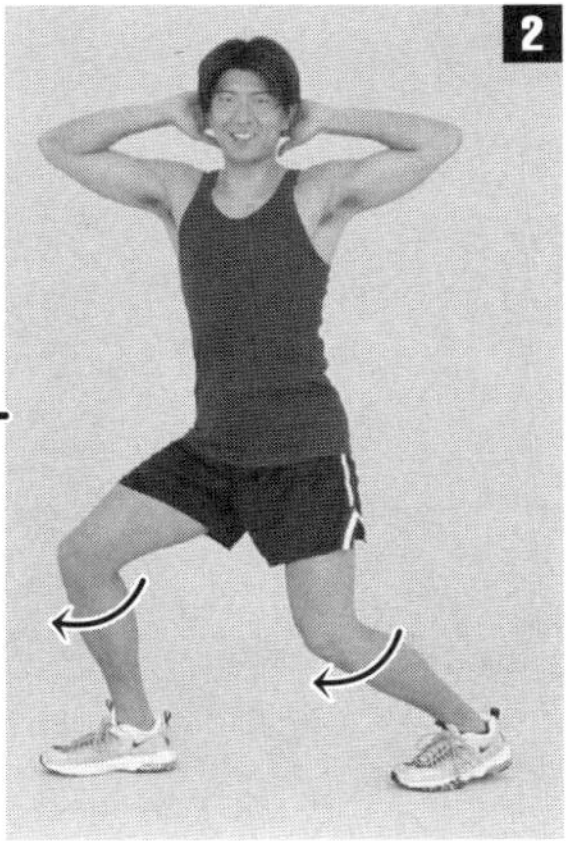

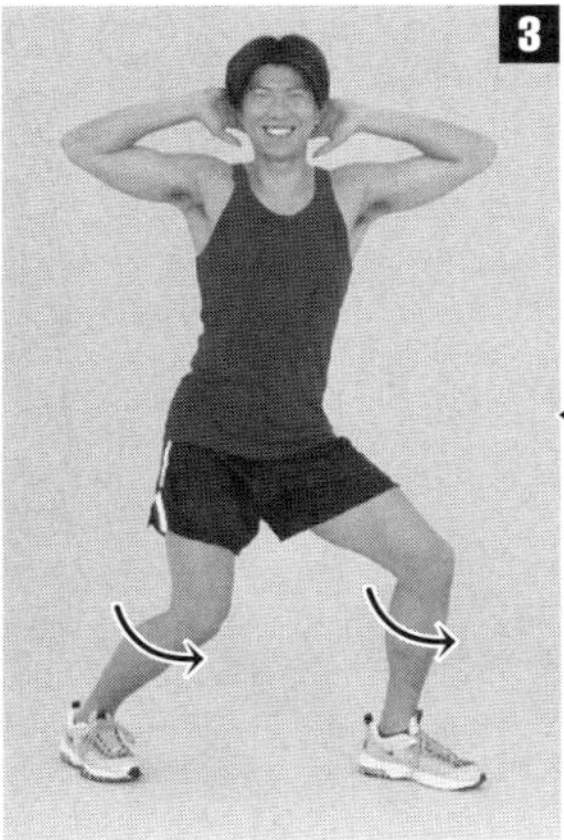

サイドレイズ

バックハンドの際に、前腕の筋群など小さな筋群を使いすぎると障害が起こりやすい。そのため、より大きな肩甲骨の周り（後側）の筋群を使うためのエクササイズが必要となる。内捻りして伸ばした腕を身体の前方に置くところからスタート。徐々に腕を外捻りさせながら、後方に引いていく。肩甲骨の後方への引きも意識しながら行なう

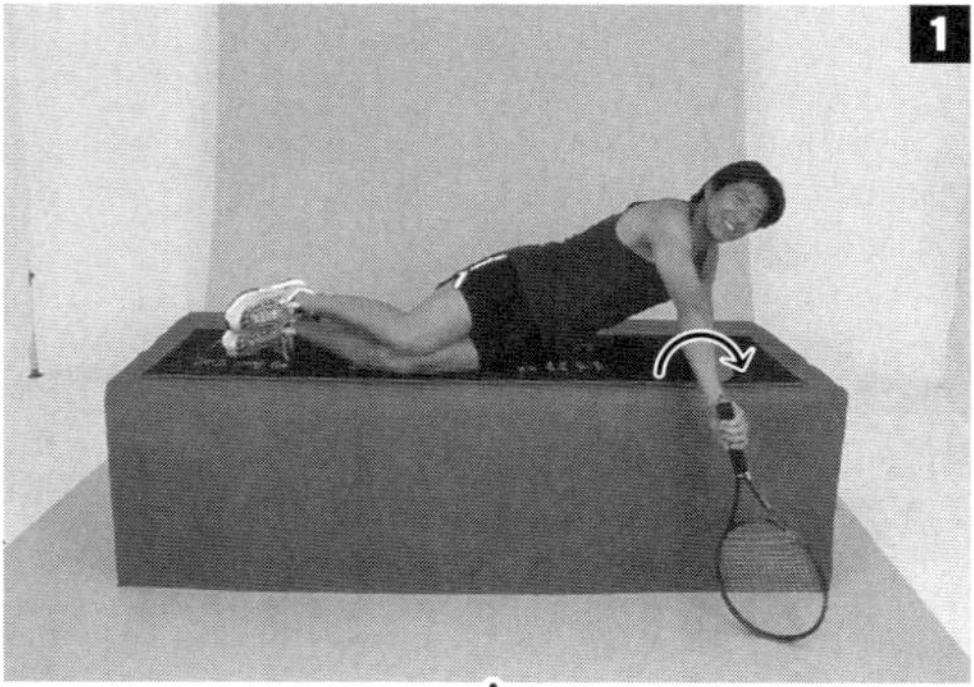

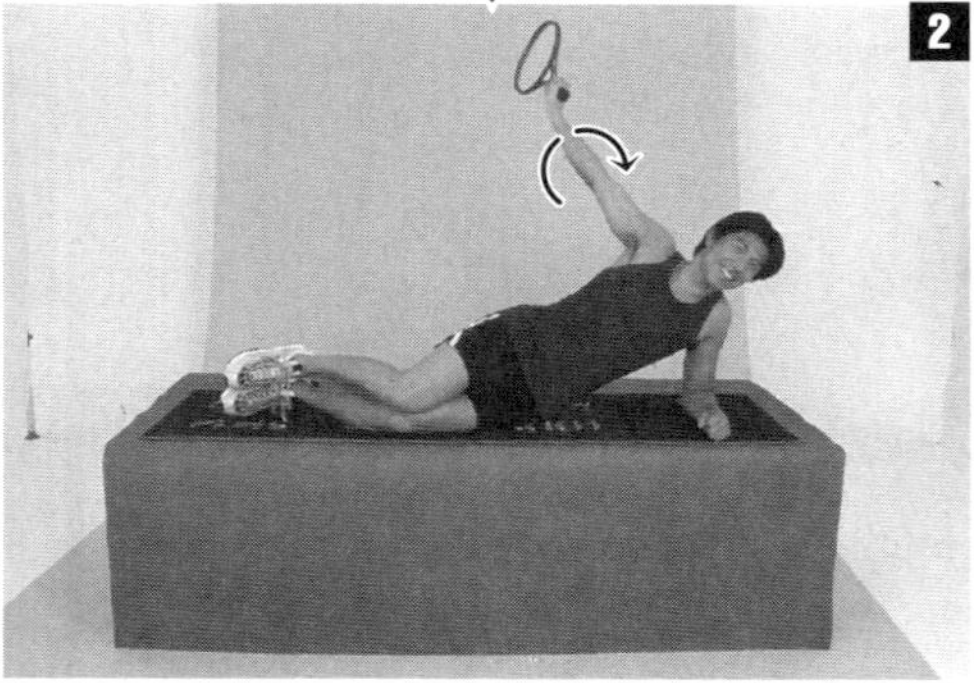

ランジ（捻り）

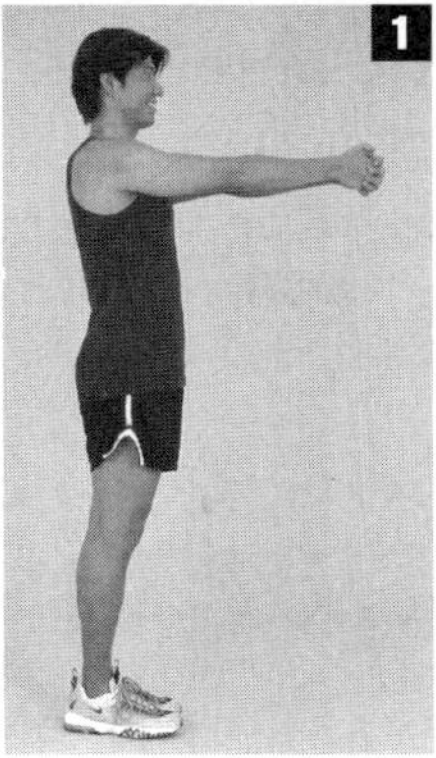

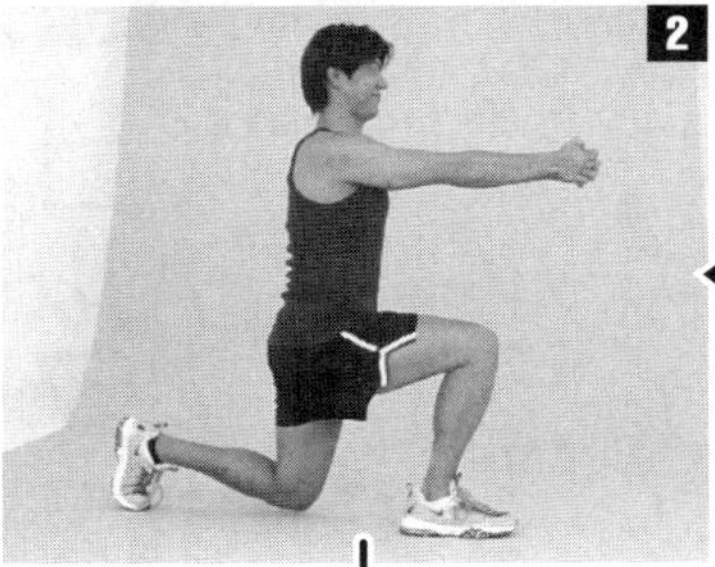

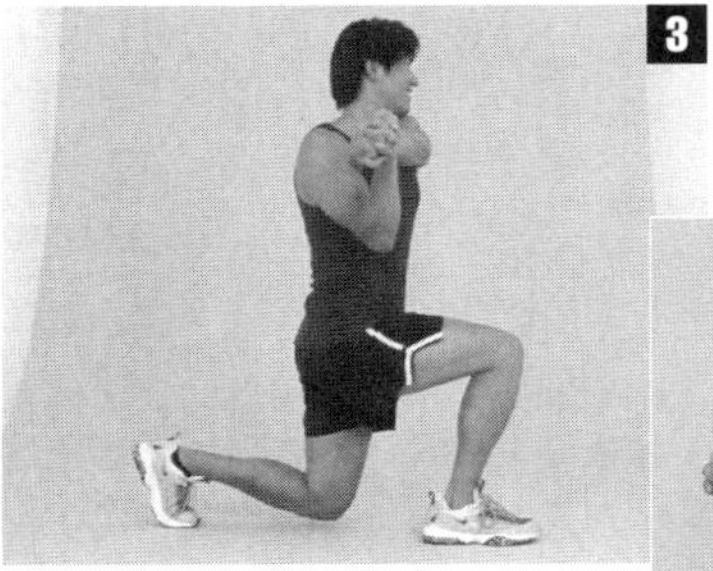

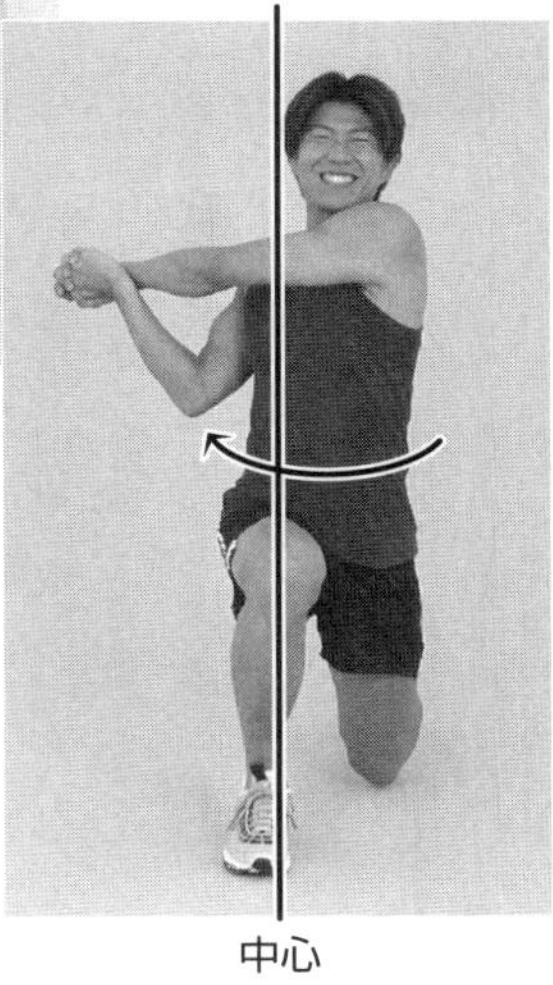

股関節や脚部の関節が曲がった位置での体幹と腕の捻りは、テニスには欠かせないエクササイズだ。上体はできるかぎりまっすぐ立て、踏み出した膝がつま先よりも前に出ないように注意しよう。軸を保って、踏み出した脚のほうへ捻る。このとき前足の小指側へ体重がかからないように、軸足をしっかり保とう。左右両サイドとも行なう

ゴルフ

しなやかでキレのいいゴルフスイングをつくる

対角（スイング）

肩のみのパターンは、上側の腕を外捻りし、下側の腕は内捻りした状態で斜め上に位置したところからスタートし、上側の腕を内捻り、下側の腕を外捻りしながら斜め下に下ろしてくる。必ず両サイド行なおう

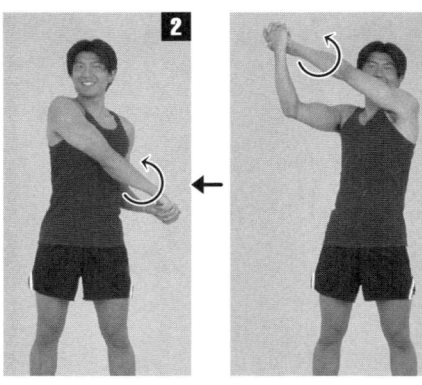

1 肩

2

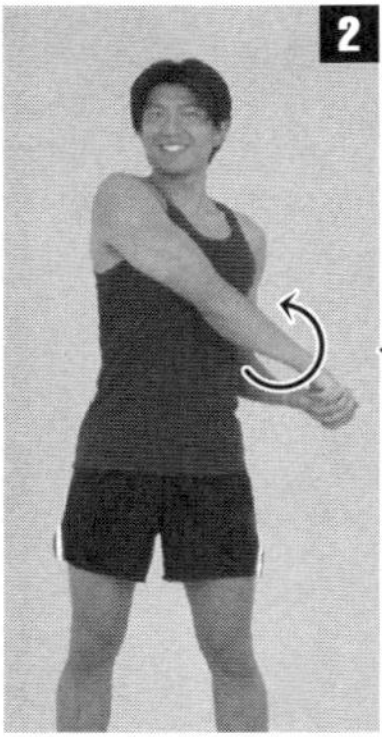

1 体幹

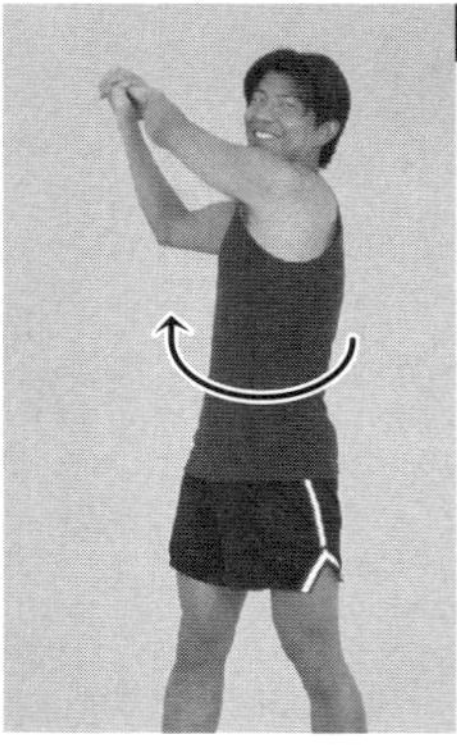

2

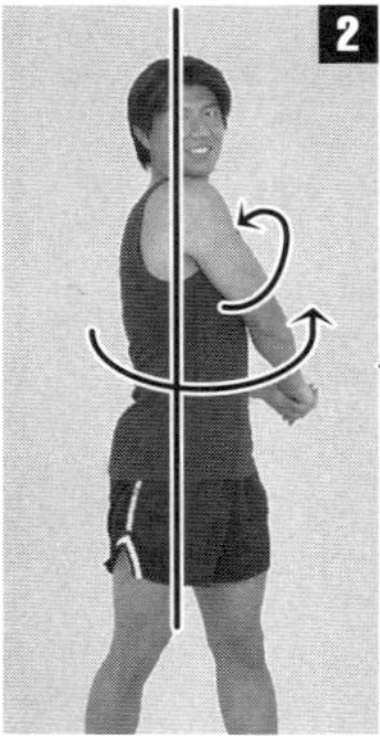

フィニッシュ（カベ）

こちらはテイクバックでは腰のターンがしやすくなり、フォロースルーでは、脚の内旋と身体の捻りを強調（カベをつくる）している。こうすると腰が回りにくくなる。どちらかというとフックしやすい人に効果的だ

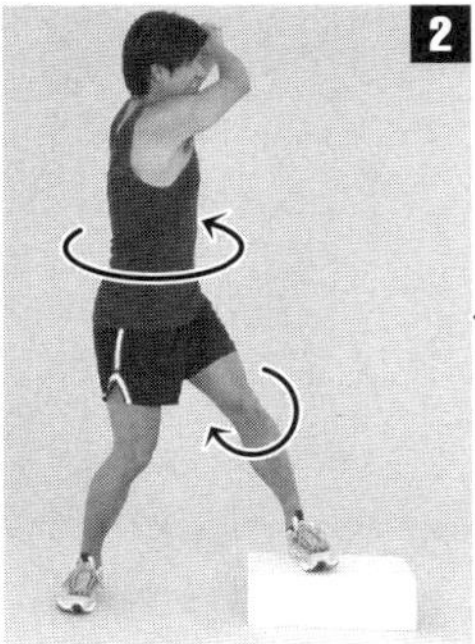

←

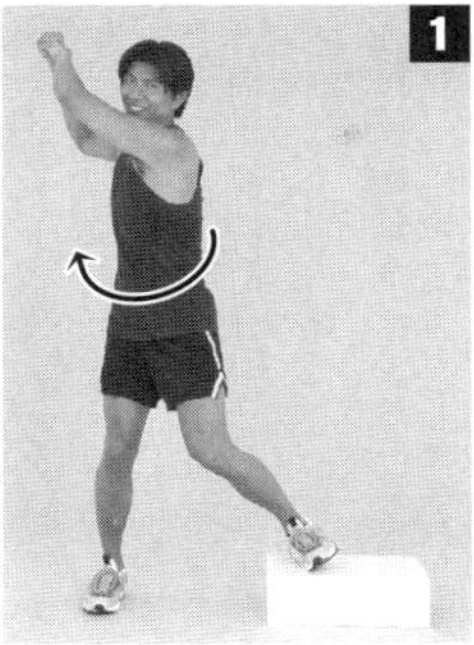

テイクバック（タメ）

テイクバック側では脚の内旋と身体の捻りを強調し（タメ）、フォロースルー側では腰の回転を促すエクササイズ。どちらかというとスライスしやすい人に効果的

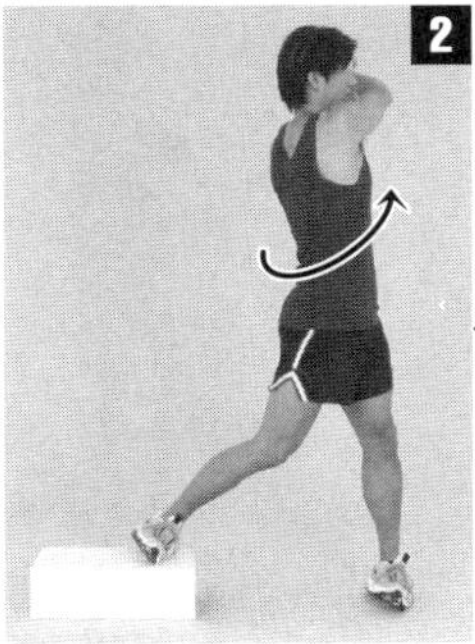

←

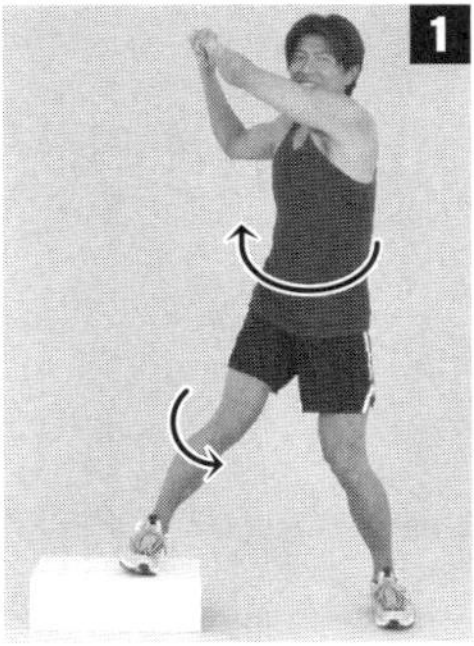

動作別実践編 2

投げる

肩甲骨の可動域を広げ、なめらかな腕の動きをつくる！

腕を頭よりも上の位置（オーバーヘッド）で動かすスポーツの代表といえば、野球（ピッチング）、テニス（サーブ）、水泳などだろう。

「打つ」と共通していることだが、投げる場合も脚部の踏み出しと蹴りがパワーを生み出し、体幹の逆捻りと伸展という、いわゆる〝タメ〟が、打つ場合よりもさらに顕著に表われる。脚部で生まれたパワーが腰の回転を生み、体幹の回転と屈曲、肩の回転、腕の振りへと連動していく。

投げる動作では、体幹を中心とした、上半身、下半身の対角線方向の柔軟性やパワーのバランスがとくに大切になってくる。

野茂英雄元投手のピッチングの写真を見ると、踏み出した足と投げる手が、対角線上にあるのがわかるはずだ。

「打つ」では回転の中心が縦軸だったが、「投げる」では軸のとり方が対角線になっ

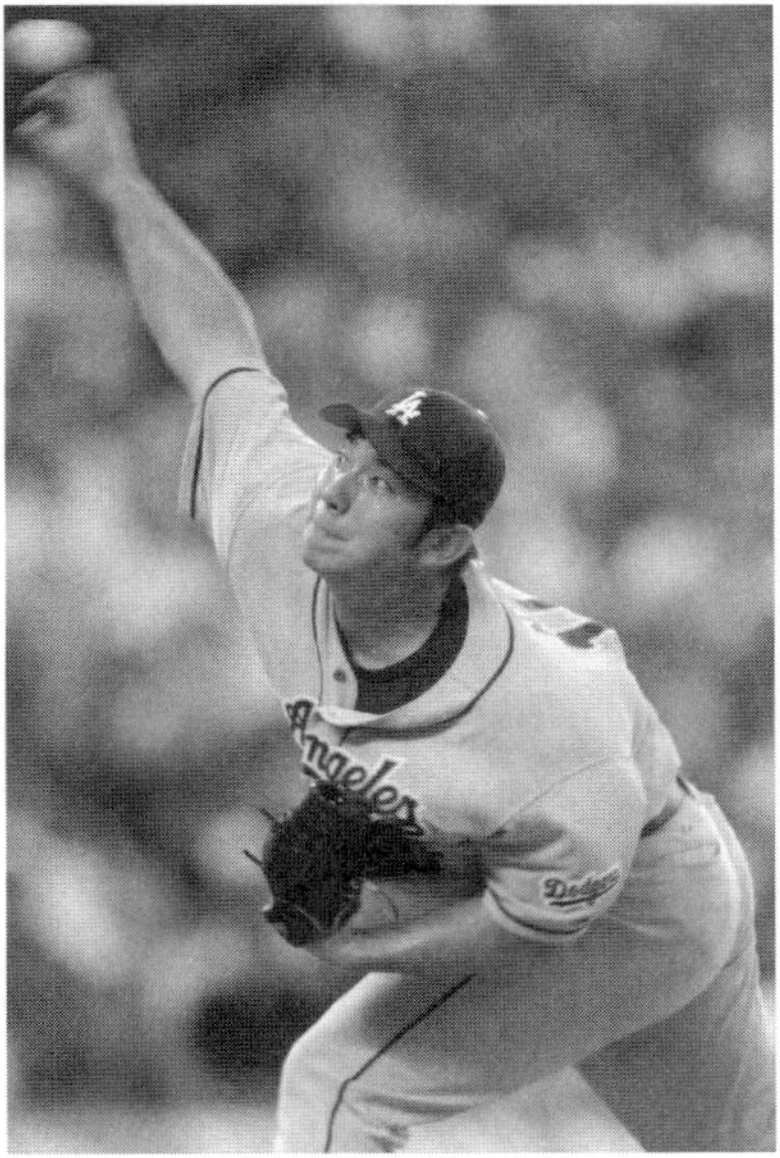

ている。このバランスがとれているかどうかが重要だ。「投げる」のスペシフィックエクササイズを見ていただけば、対角線のバランスがよくわかるだろう。また、腕をオーバーヘッドで動かすためには、肩甲骨と腕の動きのバランス、可動域が広いことも必要となってくる。可動域が狭いと、いわゆる肩や肘、そして腰などの故障が多くなる。肩甲骨の充分な拳上と上方回旋、上腕の内外旋の可動域が重要なのだ。

そこでまず、肩甲骨と体幹の柔軟性や連動性をよくするエクササイズ、次に肩甲骨と腕の柔軟性や連動性をよくするストレッチとエクササイズが必要だ。とくにオーバーヘッド動作では、腕の内側への捻りを伴った伸展が基本となるので、バランスをとるために、外側に捻る筋肉のコンディショニングも怠ってはいけない。

肩甲骨（上下）

肩甲骨の引き上げと引き下げ動作。引き上げるときは首をすくめるようにし、引き下げるときは腕を積極的に下に下ろす。左右交互の引き上げと引き下げは、左右のバランスに注意しながら、ゆっくり交互にくり返す。上げ下げの各ポイントで、ひと呼吸止めるようにしながら、徐々に可動域を広げていく

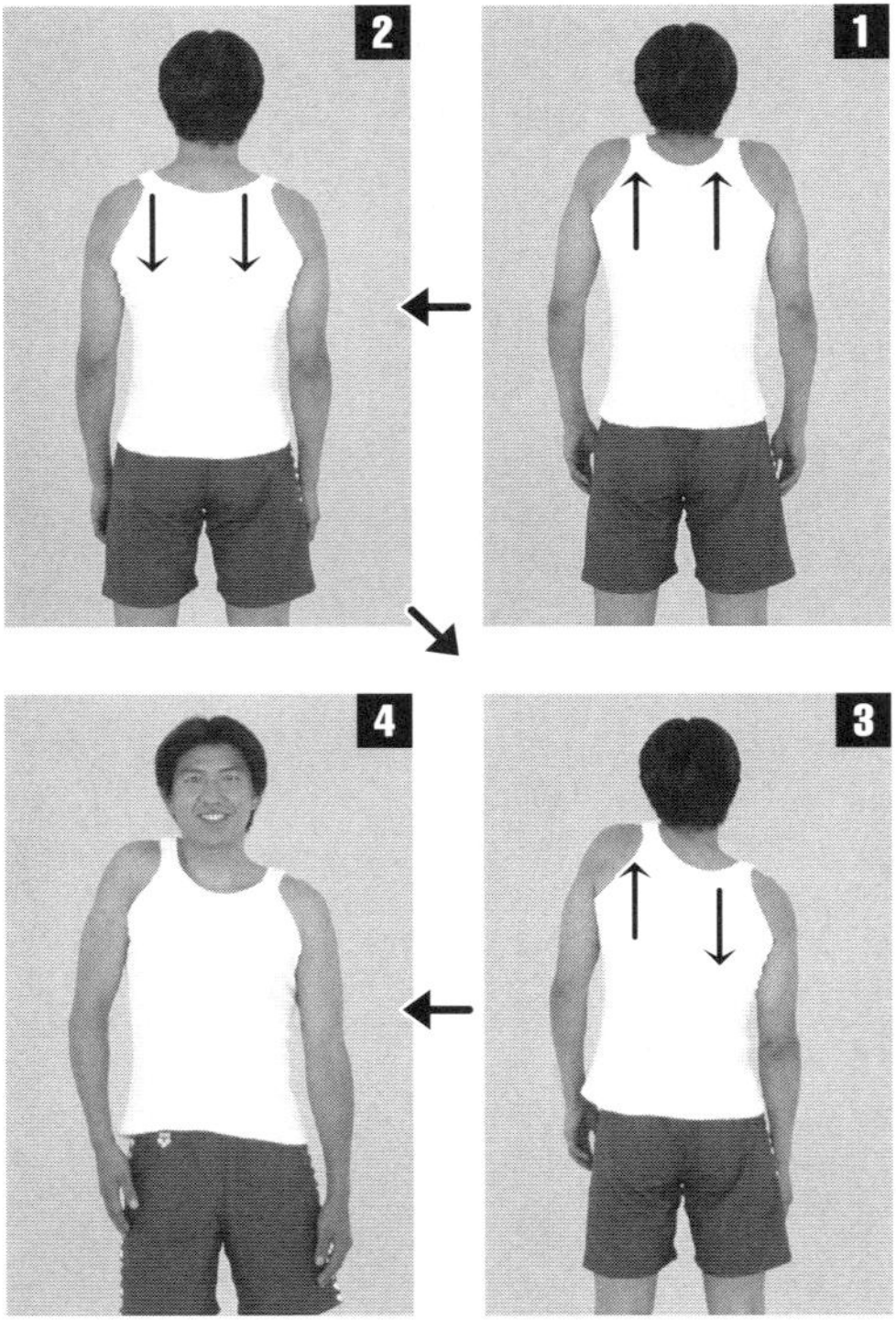

肩甲骨（上下回旋）

肩甲骨の上方回旋と下方回旋は、腕を上げて使うスポーツでは絶対必要な基本動作だ。上下の動きを交互に行なうことで筋肉がほぐれるのと同時に収縮性が向上する。痛みのない範囲で行なおう

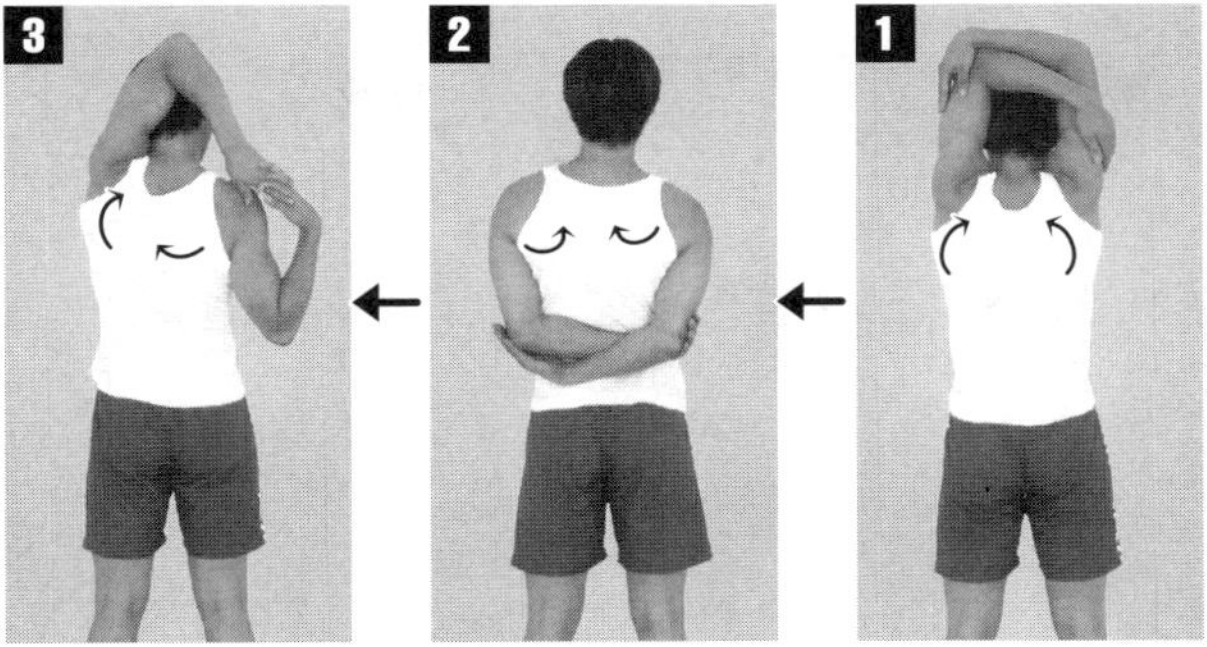

肩甲骨（体幹の側屈）

肩甲骨の動きに合わせて身体を側屈する。腰をやや横にスライドさせると、腰部から脚部も含めた全身のストレッチになる。自分の柔軟性に合わせて行なおう

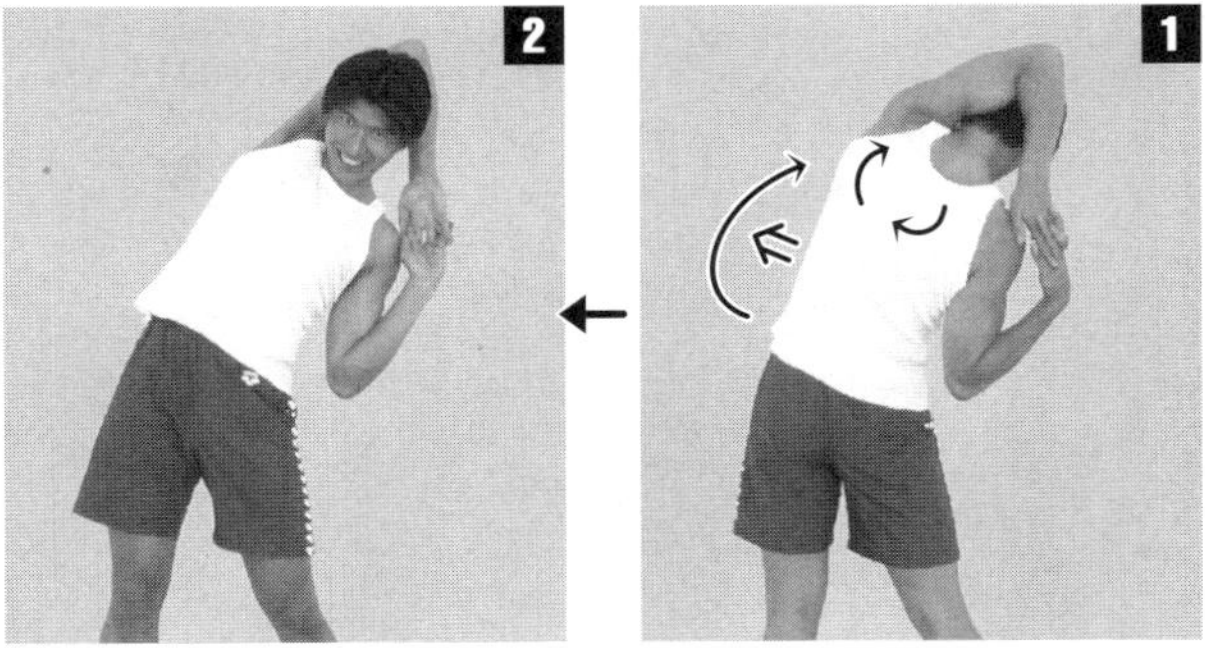

肩のストレッチ（下方）

このストレッチはオーバーヘッドの動きの基本となる。両手の幅を肩幅より広めにし、手の位置を変えずに腰を後方に引く。このとき腰を反りすぎないように注意しよう。脇腹、背中、胸部がストレッチされる。捻りを加えると、さらにストレッチの度合いが増す

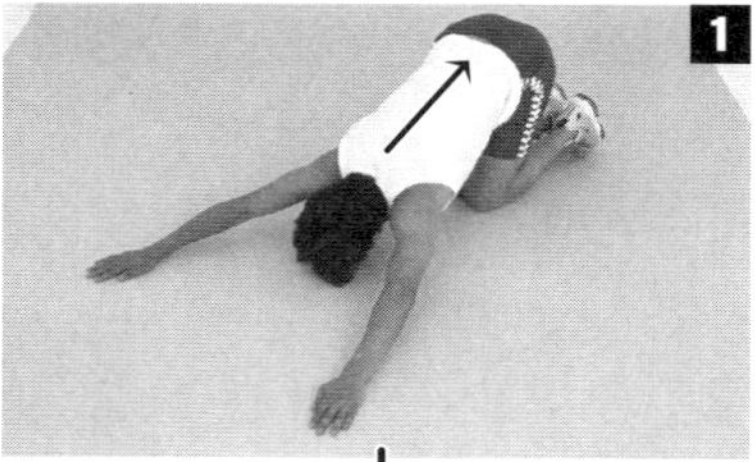

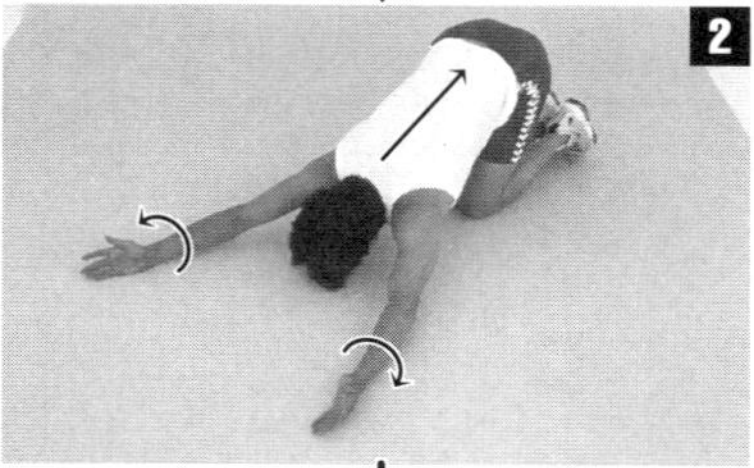

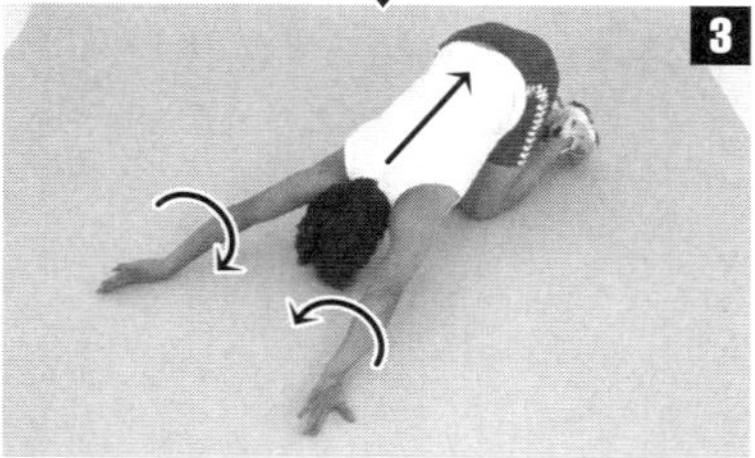

肩のストレッチ（上方）

肩にある上方、前方の筋群を4方向にストレッチする。自分の柔軟性に合わせて、ゆっくりしゃがんでいこう。無理をしてはいけない

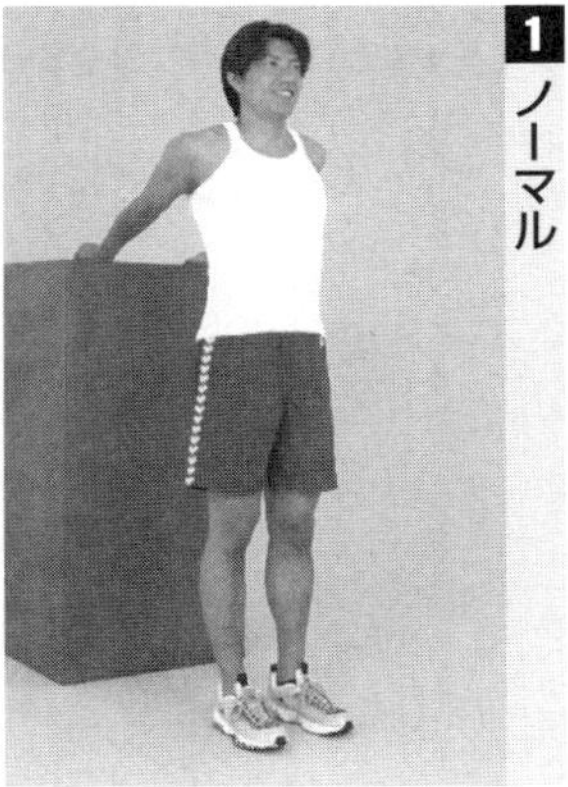

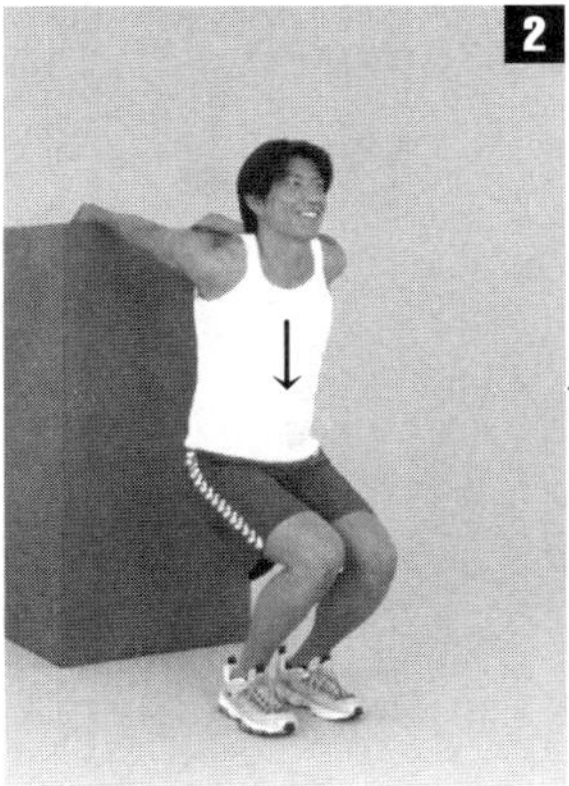

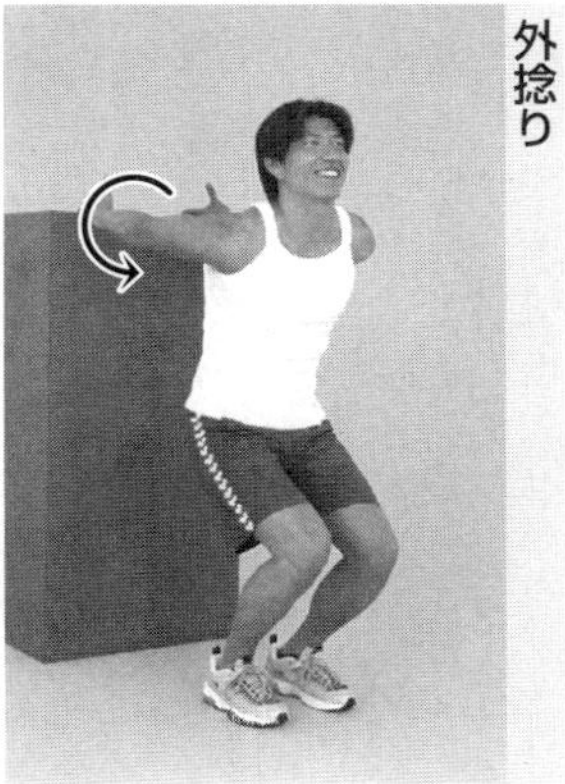

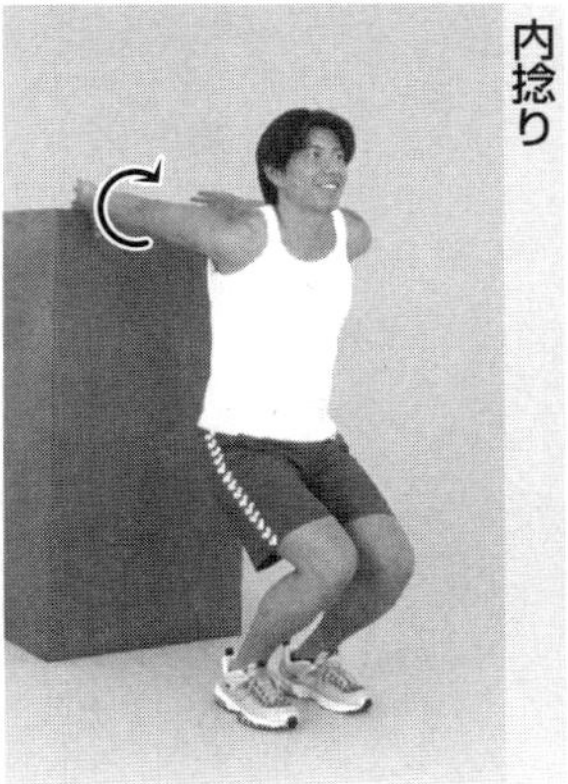

体幹（前屈捻り）腰背部のストレッチ

反対側の手でクロスするように足の外側を持つ。脚は軽く内に捻り、上体は外へ捻る。いわゆる“前屈”を、身体の対角線方向に行なうストレッチだ。前屈のストレッチ同様、脚と胸が離れないように行なう。2種目とも、体幹前面のパワーを活かすためのストレッチ

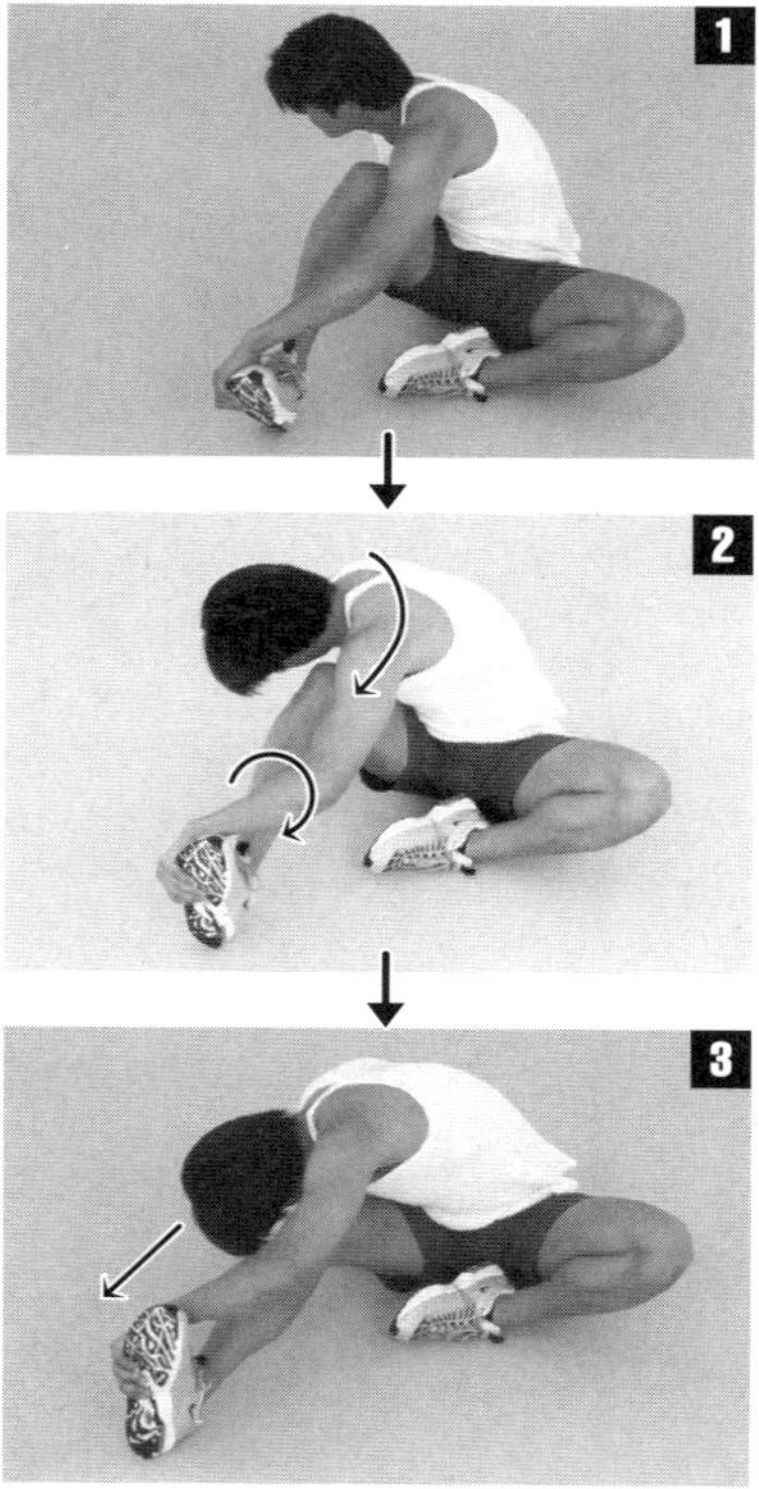

体幹(前屈)腰背部のストレッチ

脚部から腰背、上背と、身体の後面全体の硬い部分がストレッチされる。脚と胸を離さないようにゆっくりと脚を伸ばす。人によってストレッチされる場所が変わるし、各サイドによっても変わる場合があるが、基本的に腰背部および上背部のストレッチだ

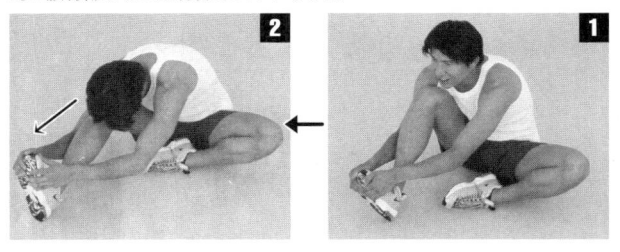

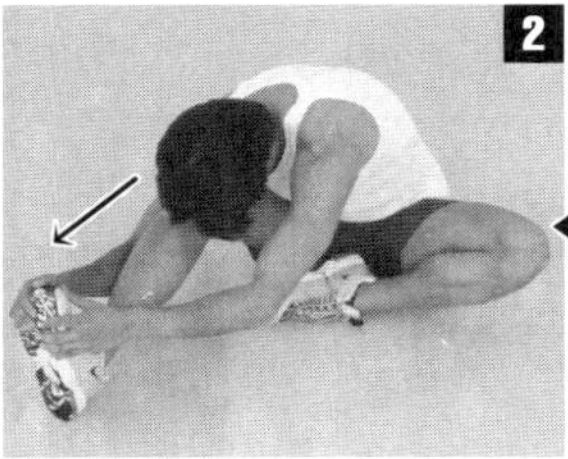

体幹(後屈)胸部・腹部のストレッチ

体幹後面のパワーを活かすためのストレッチ。これによってタメをつくる可動域が出る。両手をサイドに伸ばし、脚を伸ばしたままサイドに倒していく。このとき顔は逆方向を向き、肩は浮かないようにする

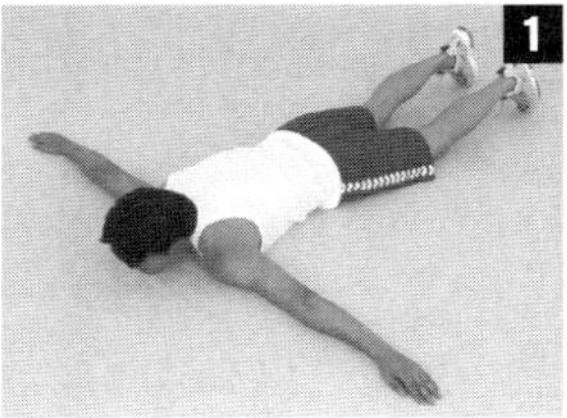

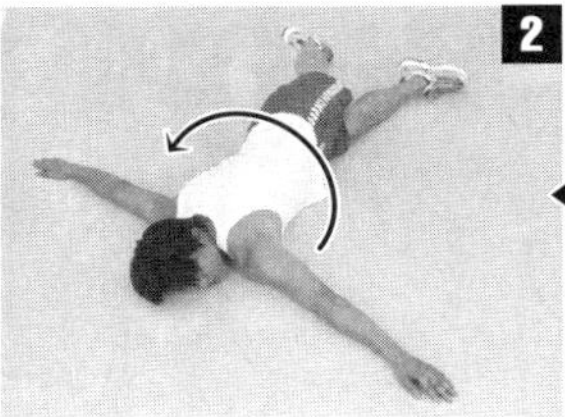

対角スイング（体幹・前後屈）

片方の手首をもう一方の手で保持し、そのまま後方へ伸展する。手の動きを最後まで目で追うようにすると身体の捻りも出てくる。しっかり腰背筋群を使おう。同様に手首を保持したまま対角線方向に屈曲する。こちらは腹筋群を使う。対角線上の伸展と屈曲を、自分の筋力を使って徐々に可動域を広げるようにくり返す

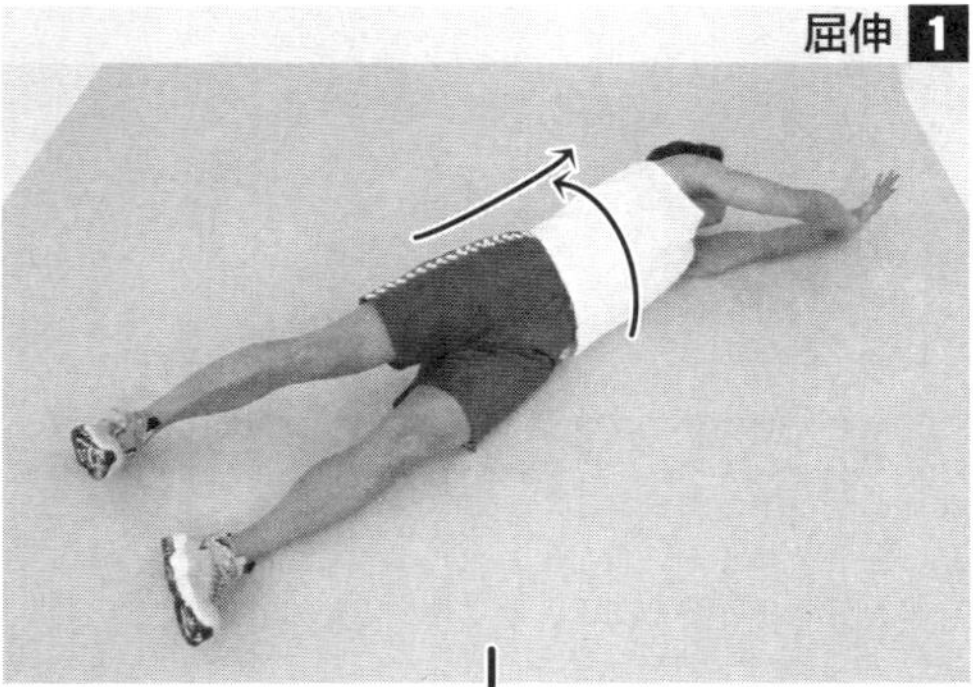

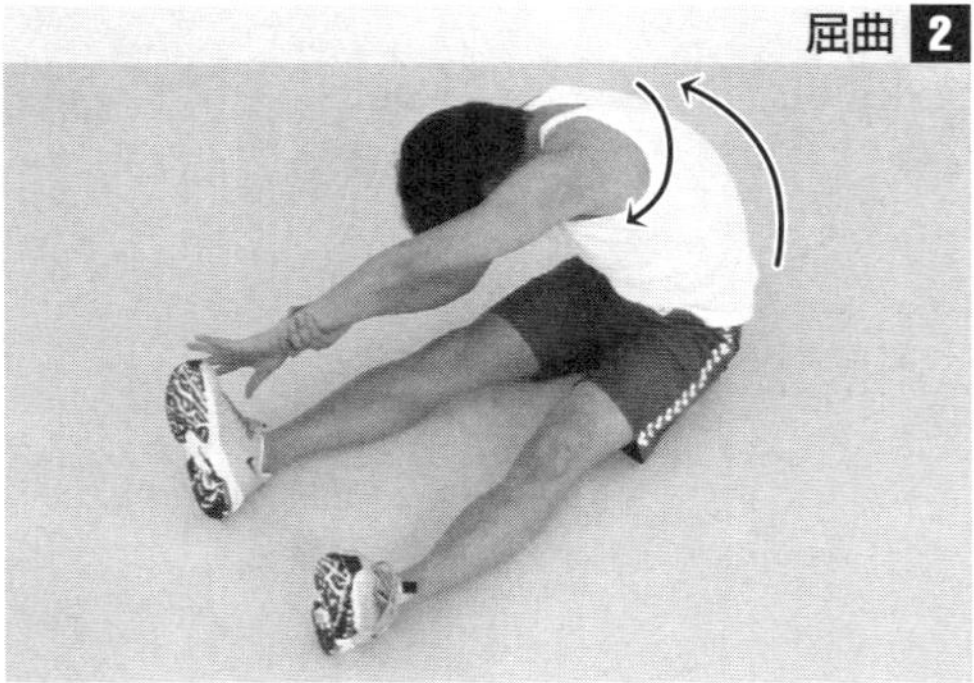

対角スイング（肩）

利き腕の手首を反対側の手で保持する。斜め上（外）から対角に斜め下（内）へ移動する。腕の捻りもしっかり行なう

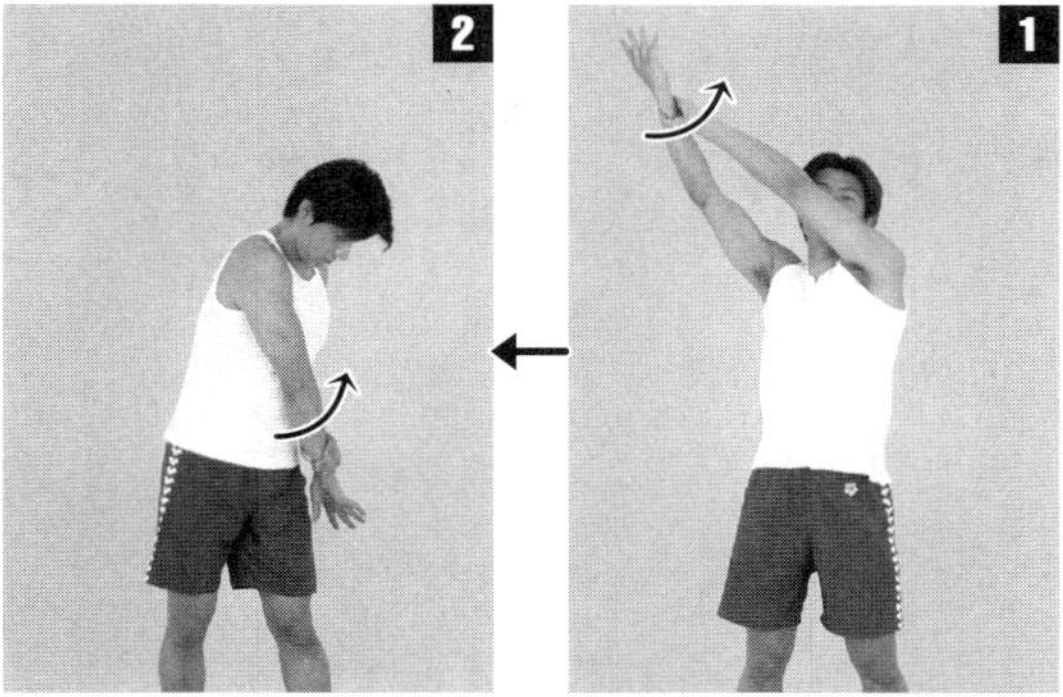

対角スイング（体幹）

肩と同様だが、さらに体幹にも捻りを加える。手の動きを目で追い、顎の動きを合わせて行なうと、自然と体幹の動きが出てくる

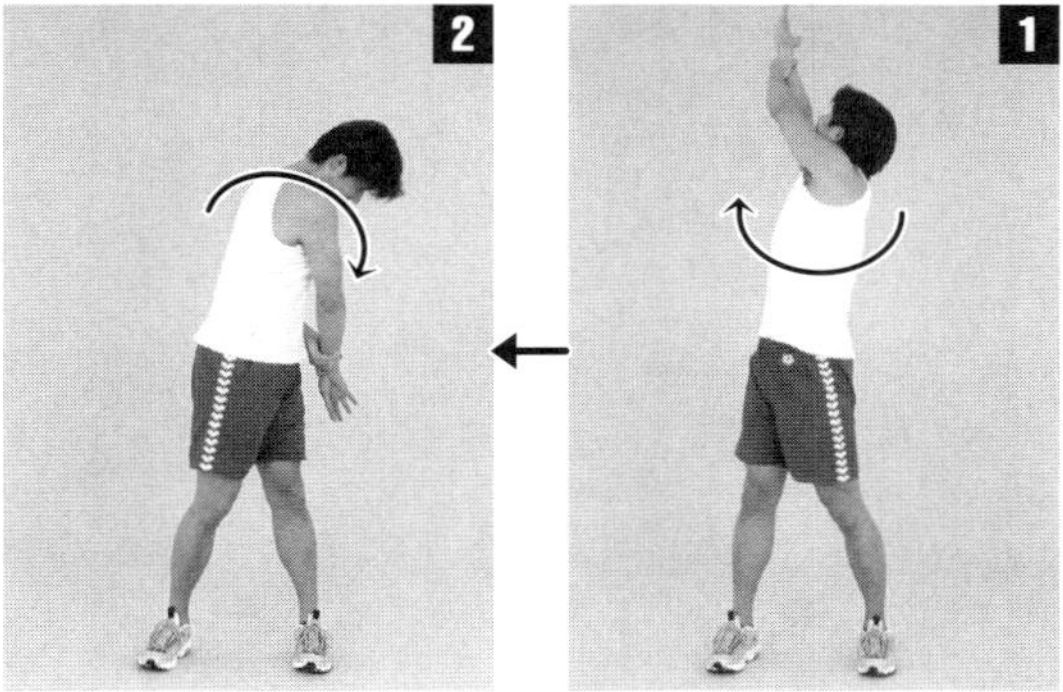

野球

ピッチング動作に必要なバランスと捻り

対角スイング（ピッチング動作）

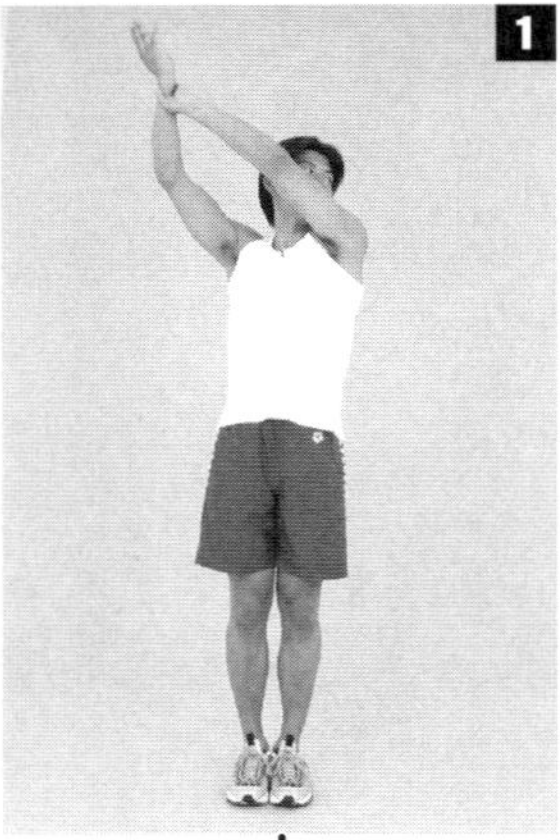

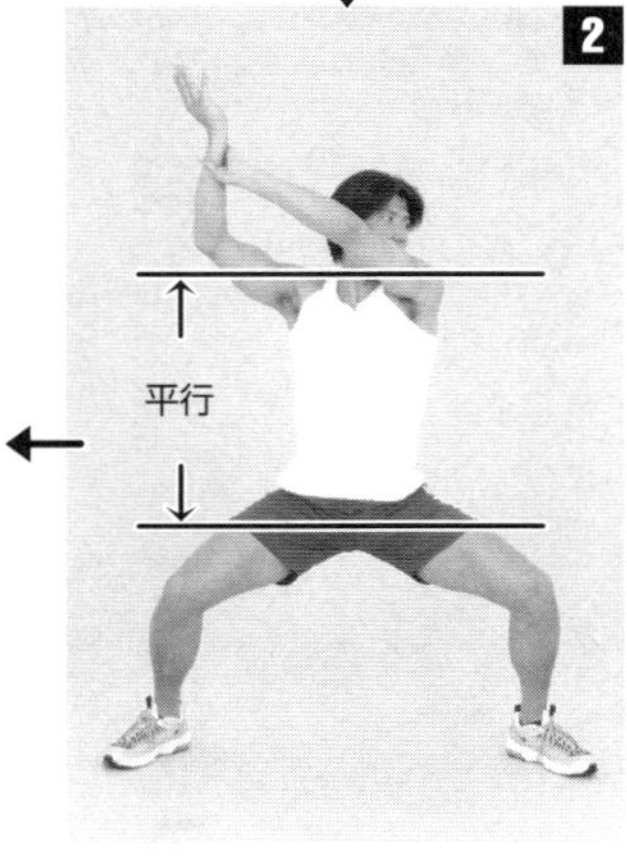

野球のピッチングのシミュレーション動作。肩の動かし方、バランス、身体の向き、対角線方向への腕と体幹の使い方のエクササイズ。写真①肩、腰のラインを投球方向に向ける。写真②横へ一歩踏み出す。踏み出したとき、肩と腰のラインが投球方向に保たれているようにする。肩は水平に。写真③腰をターンさせながら、両手を対角線方向に振り下ろす。前に踏み出した足、膝の向きは、正面に向いているようにする。③～①へと動きをゆっくり戻し、また①～③を行なう

117　PART 4　プラスαのトレーニング&ケアでパフォーマンスアップ！

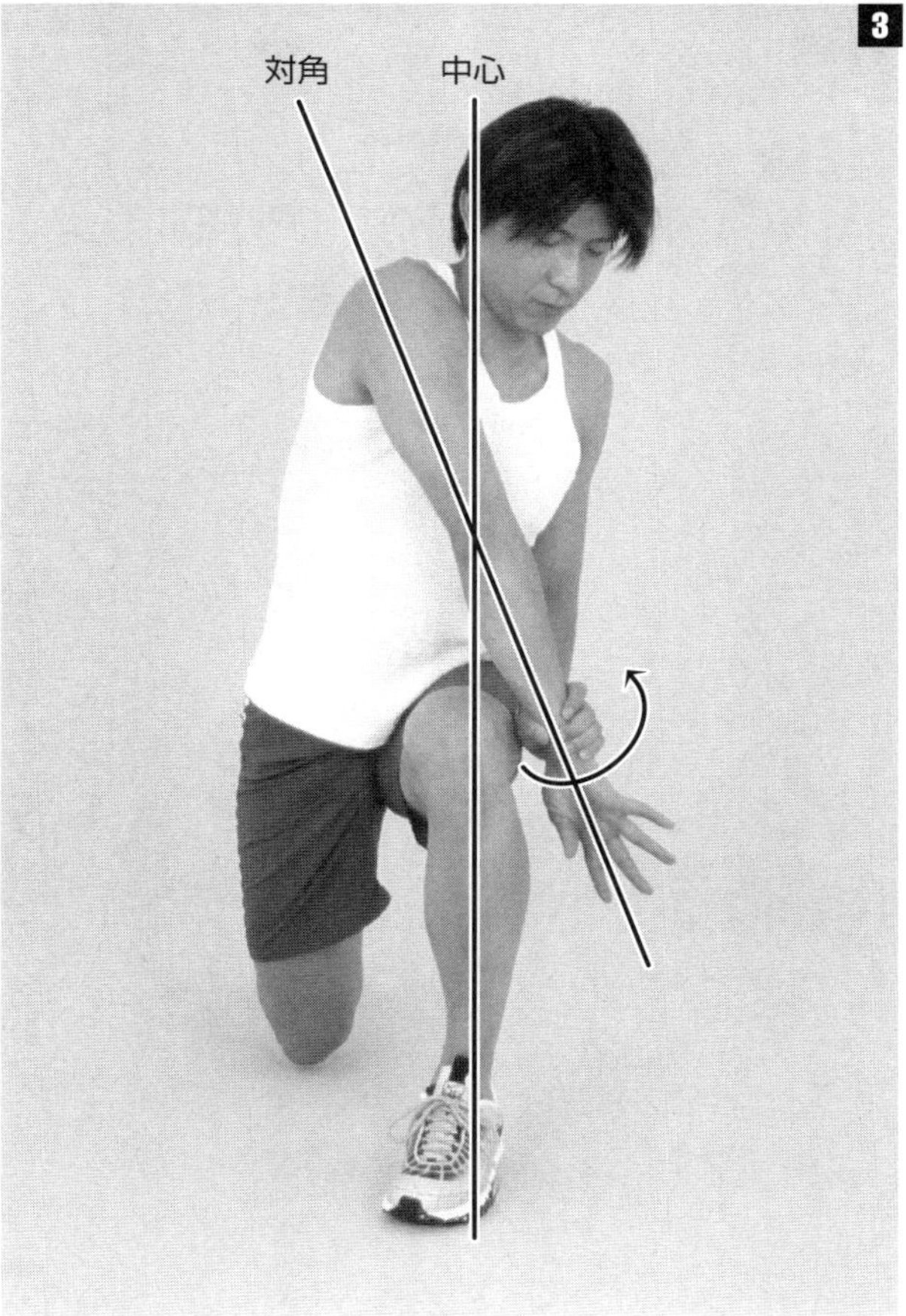

3

対角　中心

SPECIFIC
HITTING

テニス

テニスのサービスに必要なバランスと捻り

対角スイング（サーブ動作）

テニスのサーブのシミュレーション動作。筋群の表と裏のバランスがとれるように、①テイクバックと②フォロースルーを必ず往復で行なう。テイクバックでは、全身の対角バランスはもちろん、伸展各部位（首〜腰）が、なめらかな曲線を描くよう意識する

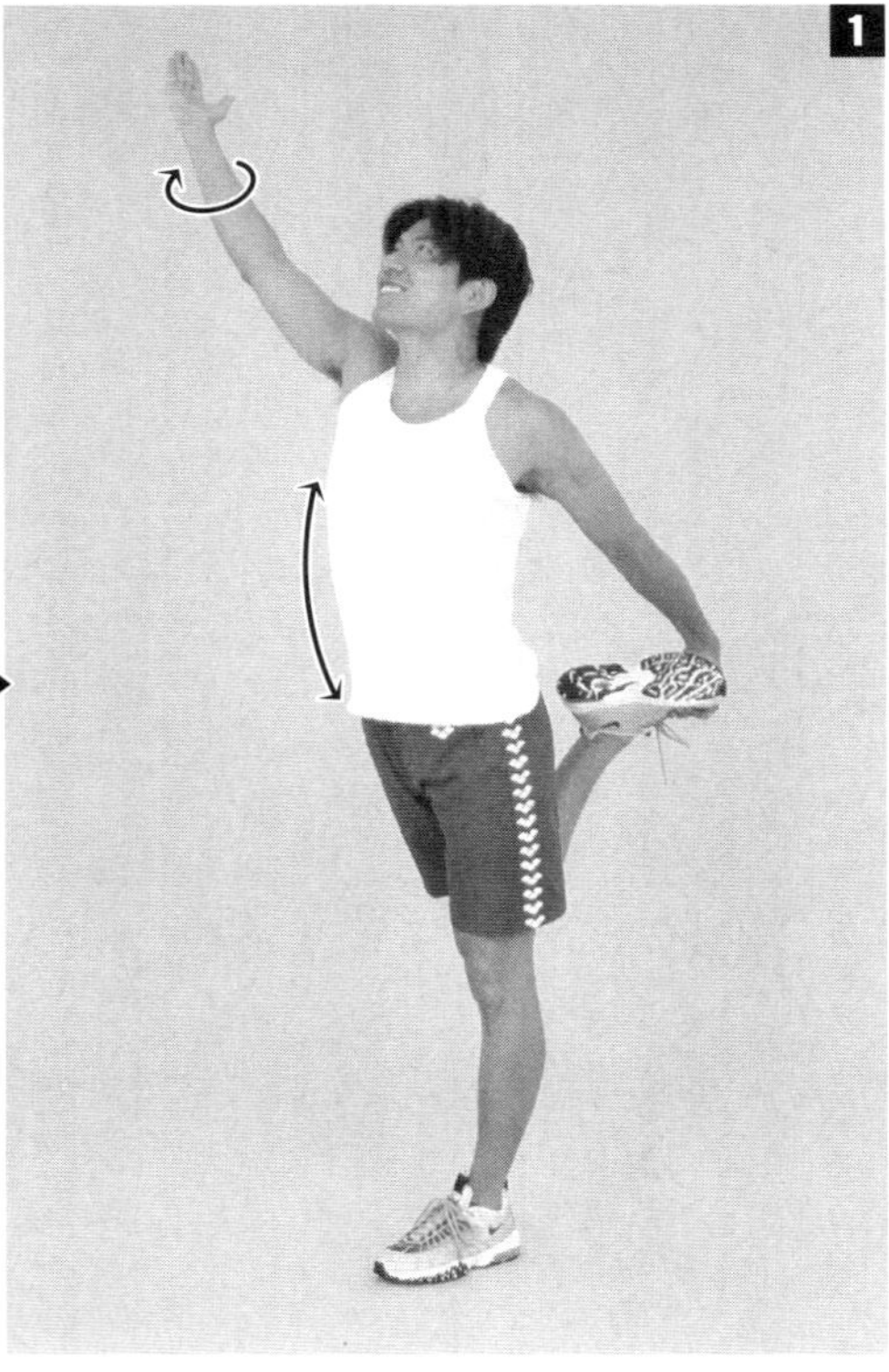

①②とも同様に、全身の対角線的バランスと体後面の調和のとれた屈曲を意識する

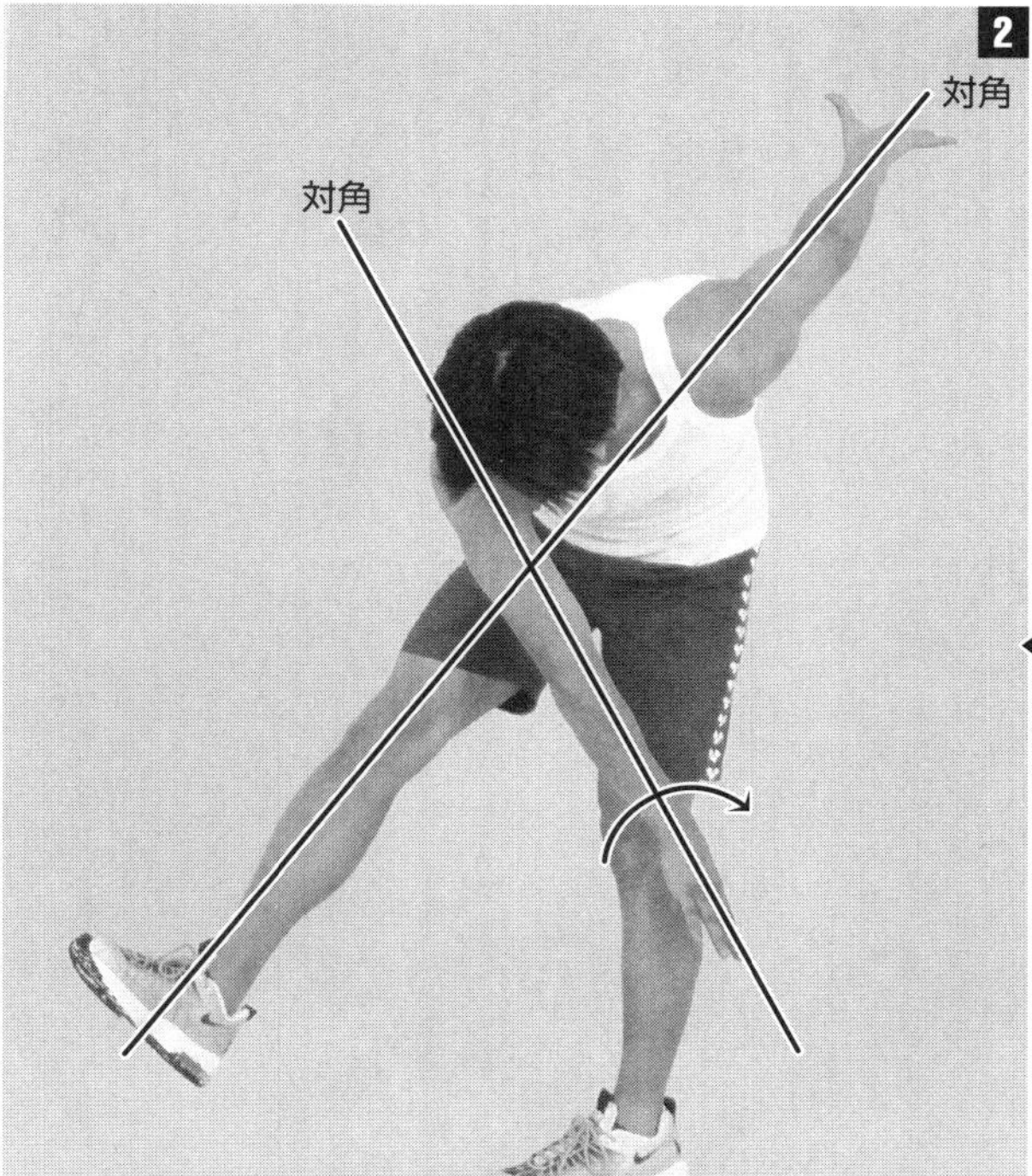

対角伸展（水泳非対称動作）

同様に、全身の協調性、屈曲と伸展に関するさまざまな関節（筋群）の連動性や可動性をエクササイズする。ここではとくに伸展に関しての各関節群のバランスを鍛えることができる。上半身と下半身、両方のバランスをしっかりとろう

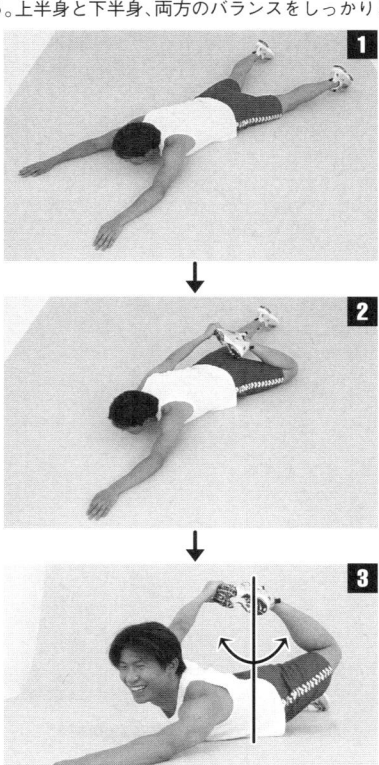

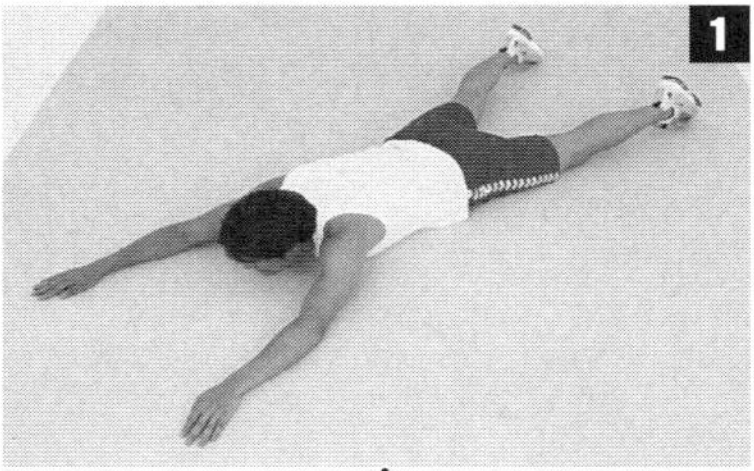

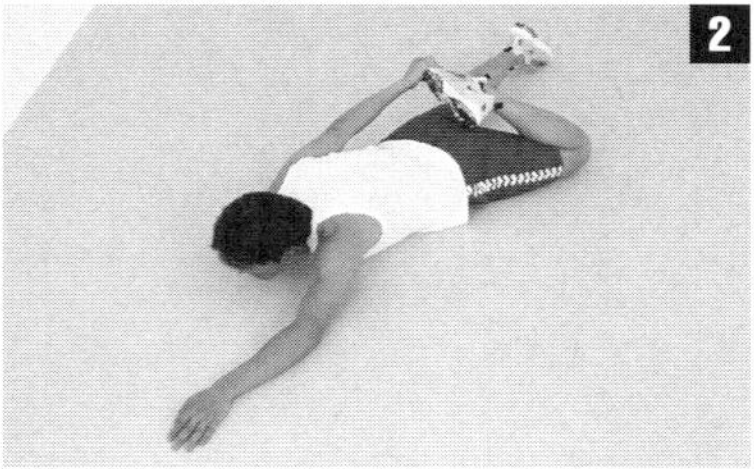

対角スイング（水泳対称動作）

①顎を引いておへそを見ながら、腹筋の収縮をしっかり意識して前屈する。手はできるだけ遠くに。クロスする手は上下を交互に変える。②今度はゆっくり両手を開き、上げながら、ゆっくり後方へ倒れていく。③床に着いたらしっかり伸展し、背中側の筋群を収縮させる。再び前屈を行なう両手と体幹筋群の連動性を促し、自分で使える可動域を広げるエクササイズ。③〜①へと戻る

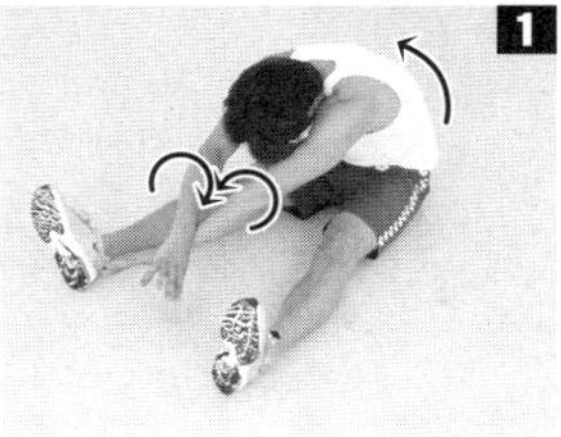

1

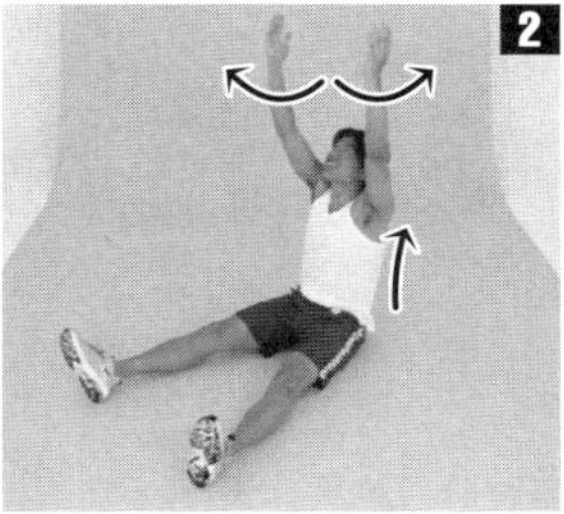

2

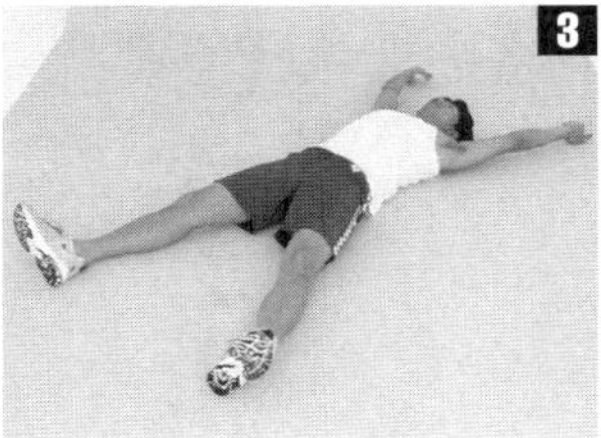

3

対角屈曲（水泳非対称動作）

ロスの少ないなめらかな動きをするには、全身のバランスがとれた屈曲と伸展が必要となる。屈曲した手と脚が対角線上にあること、また逆の伸展した手と脚も対角線上にあるようにチャレンジする。膝から下が対角線上に乗らないことが多いのだが、これは股関節が柔軟ではないのが原因だ

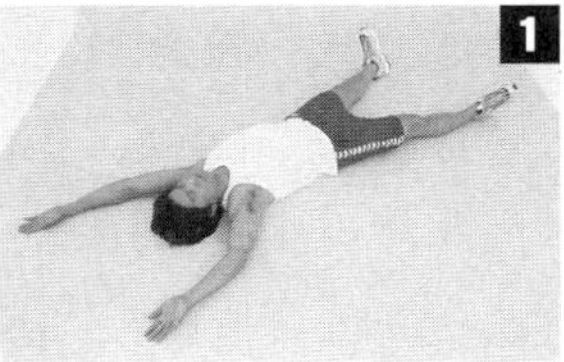

1

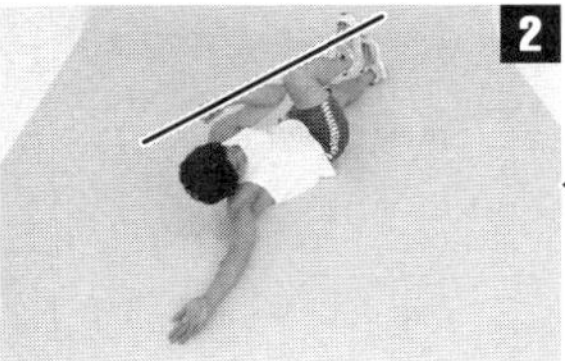

2

走る

すべてのスポーツ競技に欠かせない基本的な動作。上半身を意識してエクササイズしよう。

走るという動作は、「脚部の振り出し」と「後方への蹴り」を連続的に行なうことによって、重心を前方へと運ぶ動作だ。しかし、この章の冒頭でも説明したように、走る動作では、人間は無意識に「上半身と下半身の逆捻り」(右脚を振り出すときには左腕が前へ出る)の動きを行なって、身体の安定を保っている。つまり、脚の力強い振り出しのためには、パワフルな腕の振りが不可欠ということだ。走りのトレーニングの予備運動として、ここで取り上げるエクササイズの前に、108、109ページの「肩甲骨のエクササイズ」をウォーミングアップとして行なってほしい。このとき、腕の引きを意識して行なうと効果的だ。

では続いて、走る動作における下半身の動きを分解しながら、各部に必要なポイントを紹介しよう。

まず、脚の振り出し動作では、腿前面の筋肉のパワーとともに、ハムストリングス（腿の裏側の筋肉）の柔軟性がポイントとなる。ここが充分に伸展することで、振り出しのパワーをロスすることなく、ストライドを伸ばすことができるのだ。

脚を後方へ蹴る動作では、臀筋とハムストリングスがパワーの源となる。同時に股関節前面の筋肉がしなやかにストレッチされることで、ロスの少ない蹴り出しが可能となる。

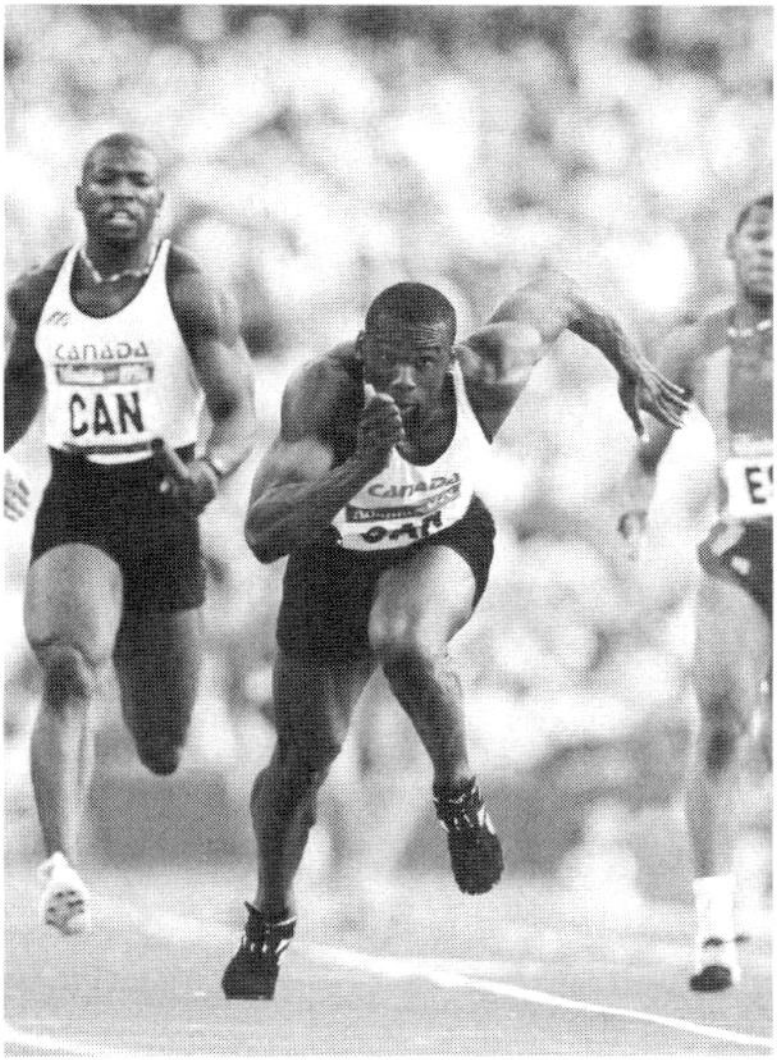

スペシフィックエクササイズでは、走る動作とともにあらゆる競技で求められる「フットワーク」を取り上げた。フットワークには、前後左右への足の踏み出し、ターン、上半身と下半身の捻りなど、スピーディで複雑な身体の連動性が求められる。どんな動きからでも瞬時に基本姿勢へ戻れるような身体のバランスも養おう。

足首ストレッチ

カーフストレッチ　①体重を前方へ移動させながら、かかとをゆっくり下げていく。このとき膝は伸ばしたままで、つま先は正面に向けておく。②かかとをつけたまま、体重を後方へ移動させていく。このとき膝は曲げ、つま先は正面に向けておく。

カーフレイズ、トウレイズは交互につま先とかかとを床から上げる。足首の関節の柔軟性を高めながら、表と裏の筋肉のバランスをとり動きやすい足首をつくる

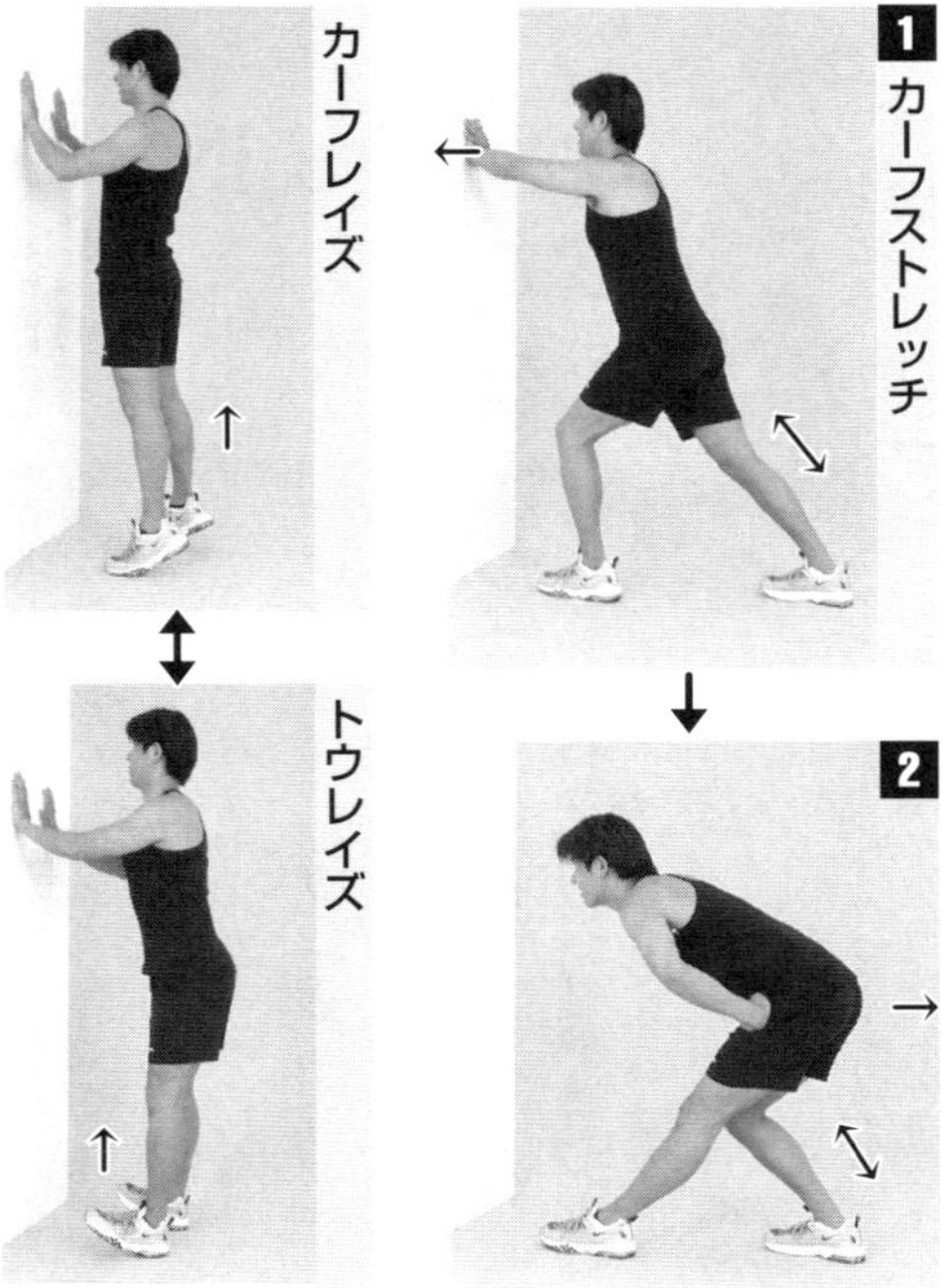
カーフレイズ
1
カーフストレッチ
トウレイズ
2

ハムストレッチ（捻り）

ハムストレッチのベーシックを行なったら、次に内側、外側に捻るパターンを行なう。内側は反対の手でつま先外側を持ち、腿を内側に捻りながらゆっくり脚を伸ばしていく。外側は同じ側の手でかかとの外側を持ち、腿を外側に捻りながらゆっくり脚を伸ばしていく。身体が硬い人はタオルを使って行なったり、身体を横に向けた状態で行なう

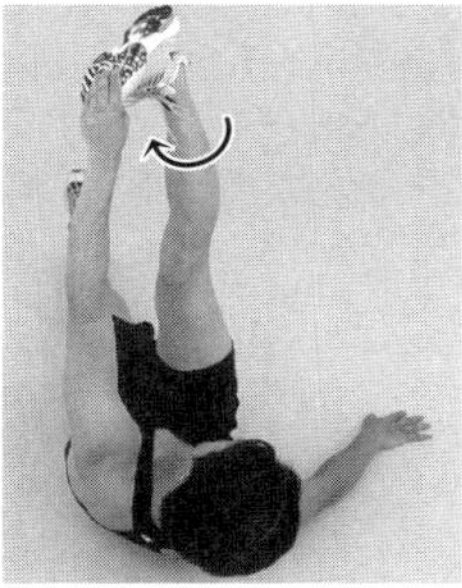

内側

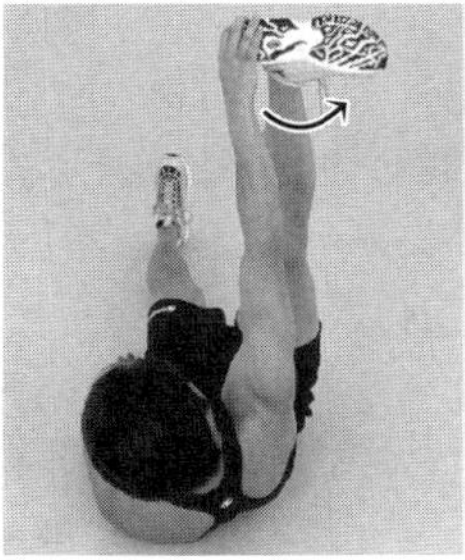

外側

ハムストレッチ

脚の振り出しをスムーズにするために、腿の裏側のストレッチは欠かせない。手でつま先を持ち、ゆっくり脚を伸ばしていく

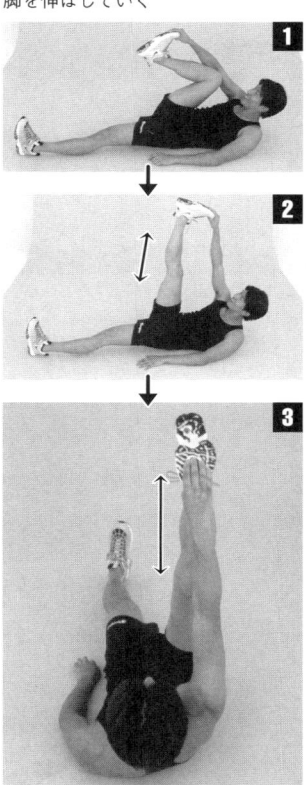

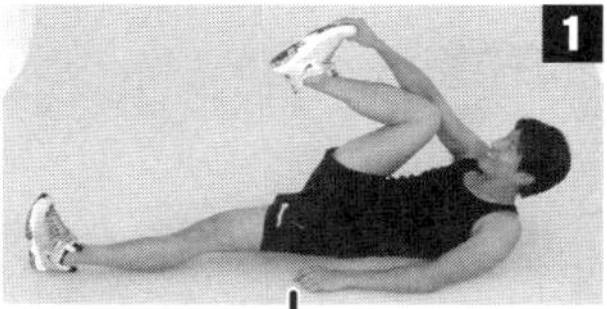

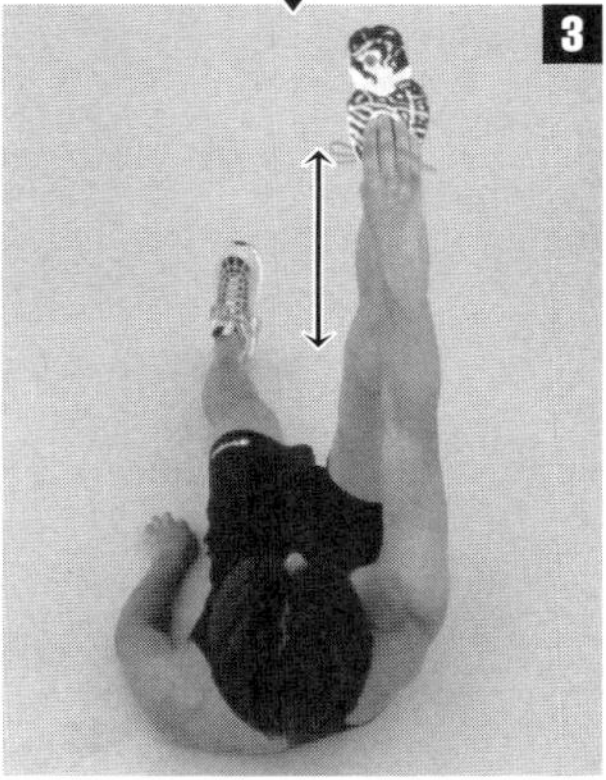

BASIC 下半身（前面）のストレッチと動きづくり

大腿前面のストレッチ

これは腿の前側の筋肉のストレッチ。横に寝てかかとをお尻の方向に持ってくる。腰を反らさないように注意する。座って行なってもいいが、膝への負担に配慮しながら行なおう

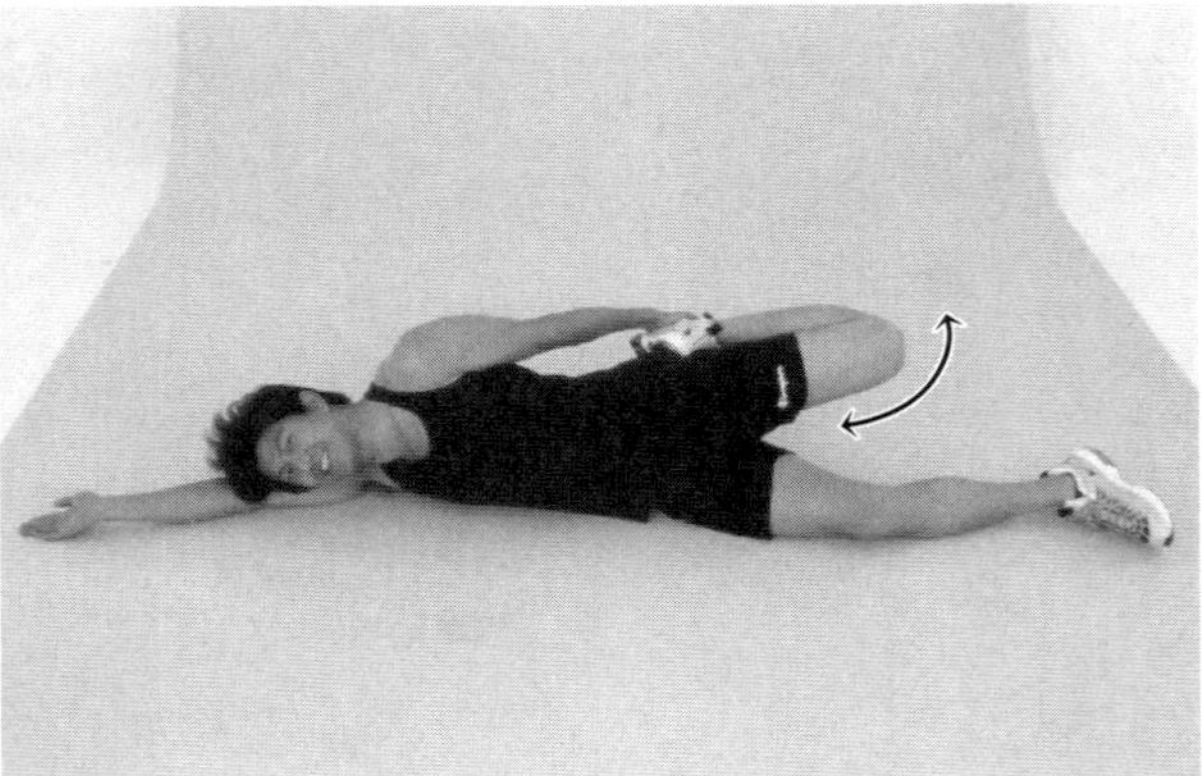

ヒップエクステンション&レッグカール

腿を持ち上げたまま、かかとをお尻に近づけるように膝を曲げていく。膝を曲げきったら逆の動作をゆっくり行ない、最後に腿を下げる。お尻の筋肉の収縮を意識しよう。腰を反りすぎないように注意しよう。反対側も同様に行なう

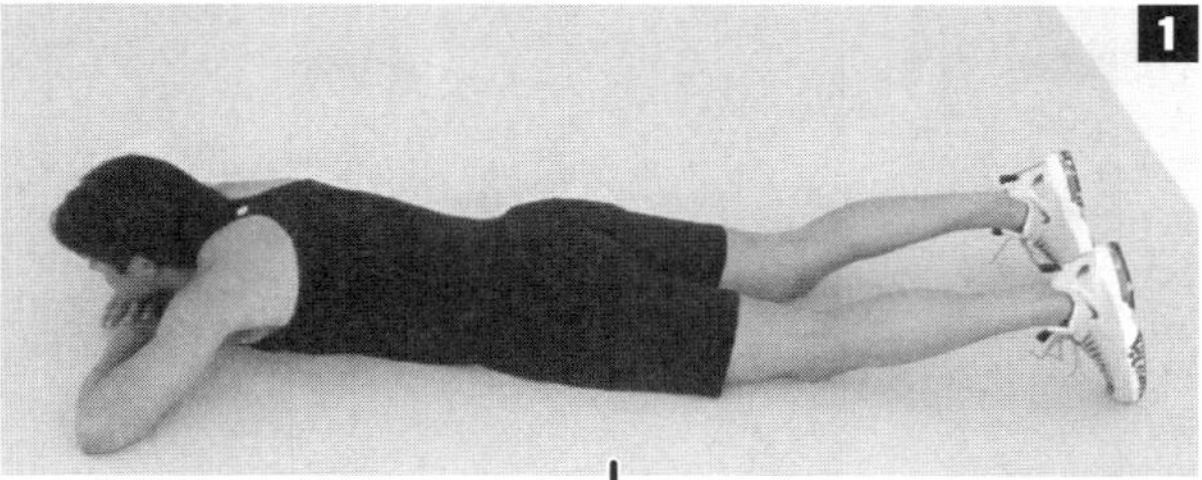

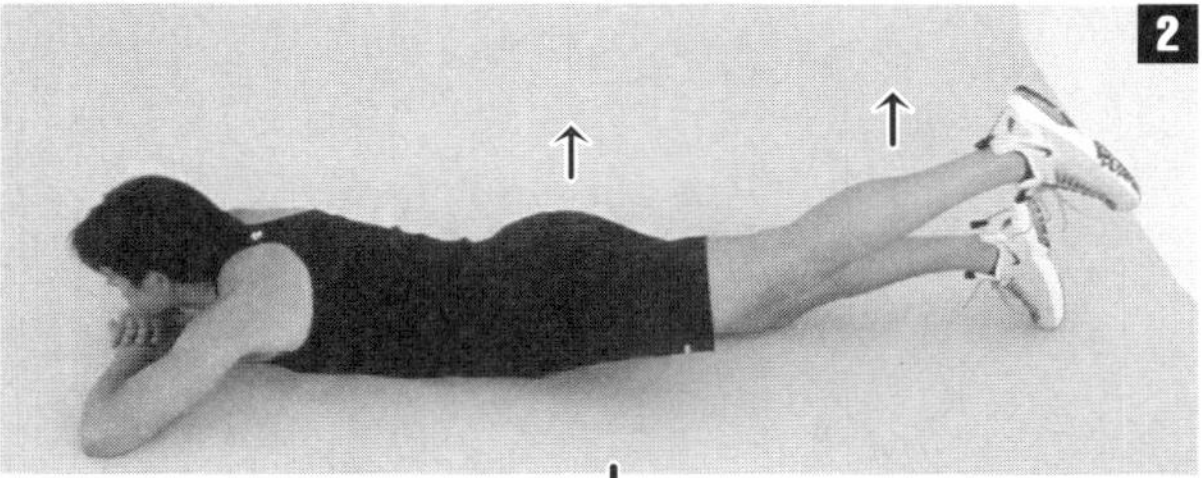

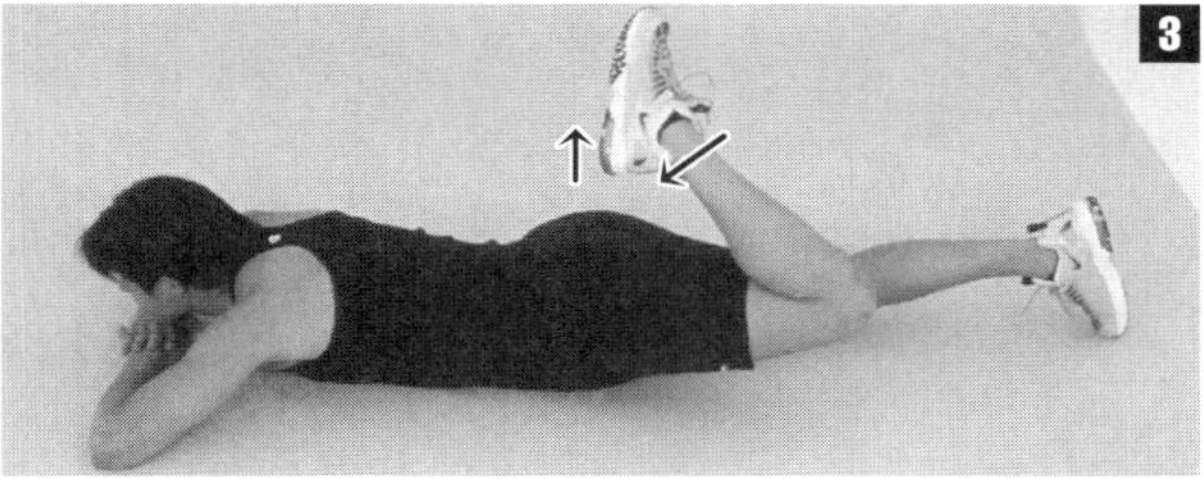

腿の引き上げと蹴りの動作

反動をつけた引き上げ動作

カーフの筋群の伸張反射（クイックな伸展から生じる力強い収縮）を利用して、バネのきいた脚の使い方をシミュレーションするエクササイズ。併せて腹筋群の収縮もシミュレーションする。腹筋が弱いと顎が上がり、身体が起きて前へ進みにくくなるからだ

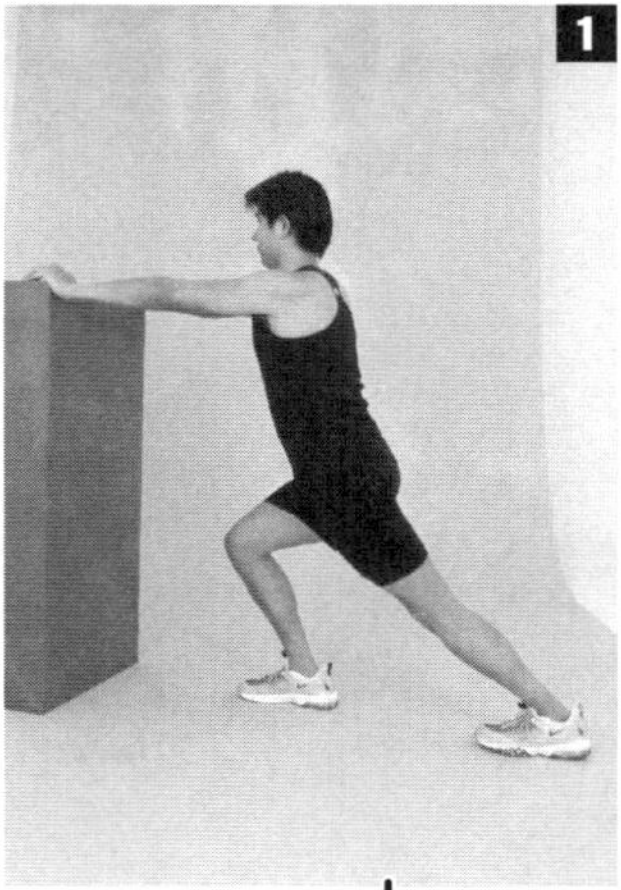

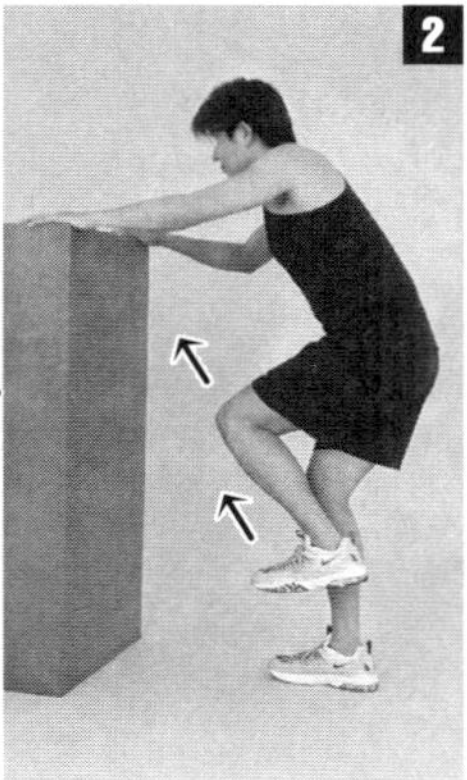

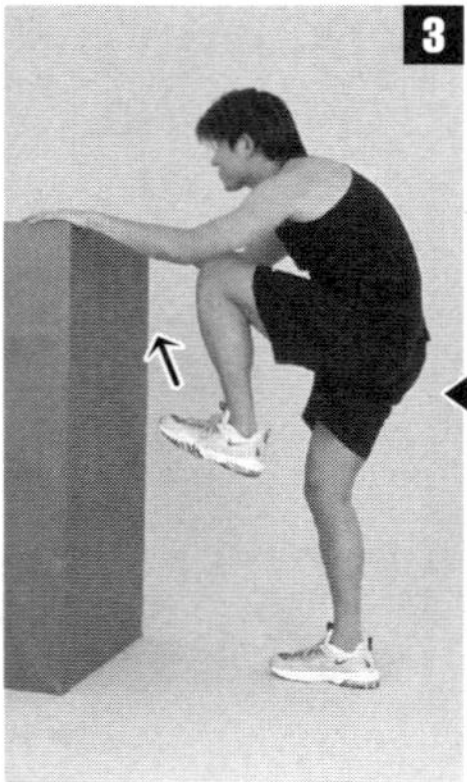

膝の引き上げ・振り出し動作①

ハムのストレッチで柔軟になった股関節の動きを、自ら動かして仕上げていこう。顎を引き、へそを見るようにして腹筋を使いながら膝を引き上げ、そこから素早く膝を伸展させる。伸ばしたまま元の位置に脚を戻してから、反対側の脚も同様に行なう

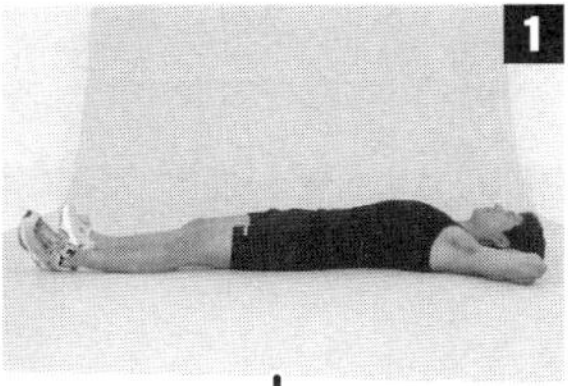

↓

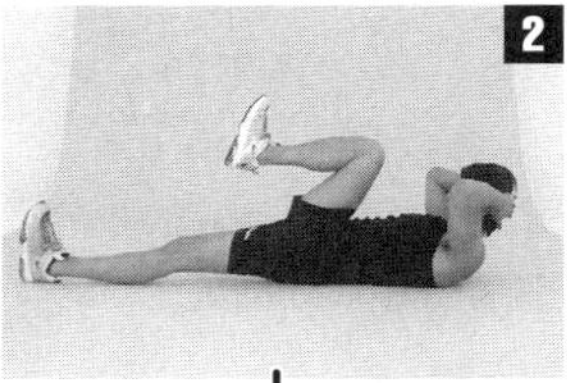

↓

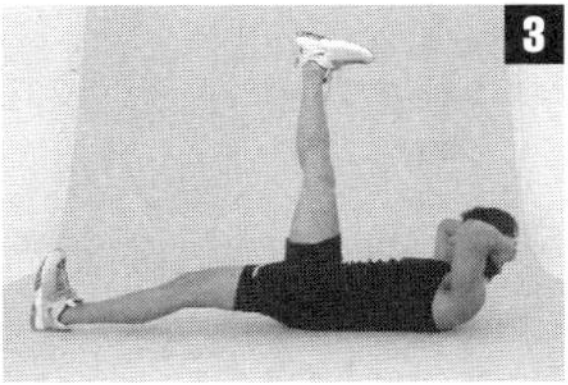

膝の引き上げ・振りだし動作②
（反対側の伸展）

①のエクササイズを行ないながら脚部〜下背の筋肉に刺激を入れる（伸展）ことで、ランニングの交互的な使い方を筋肉にシミュレーションするエクササイズ。これにより、高い腰の位置での蹴りが生まれる。ストライドが広がり、より強いパワーを生むことができる

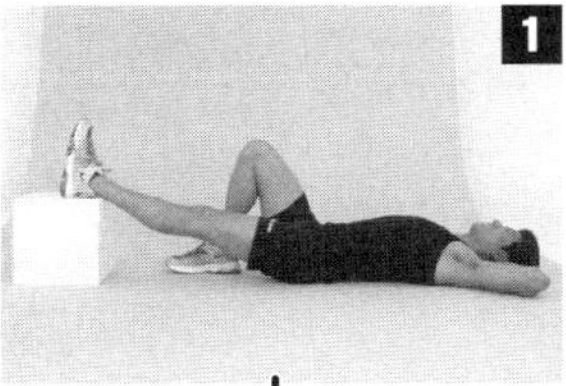

↓

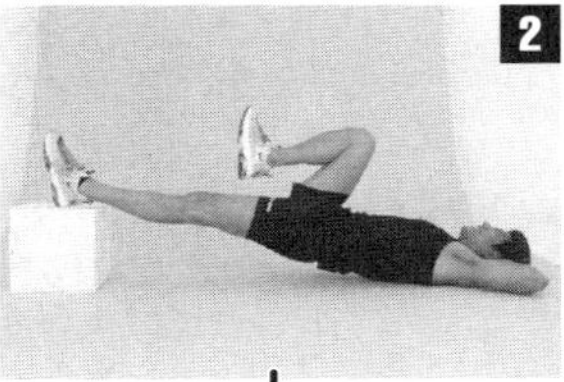

↓

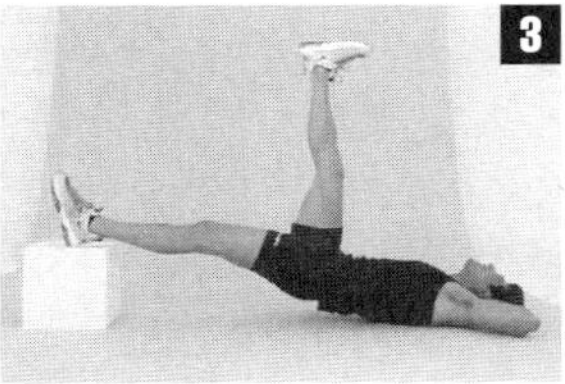

股関節と膝と足首を使ったℓ字運動

親指側の動きと、小指側の動きを合わせて、つま先でℓの字を書くように股関節を徐々に大きく、捻りの要素をしっかり使って行なう

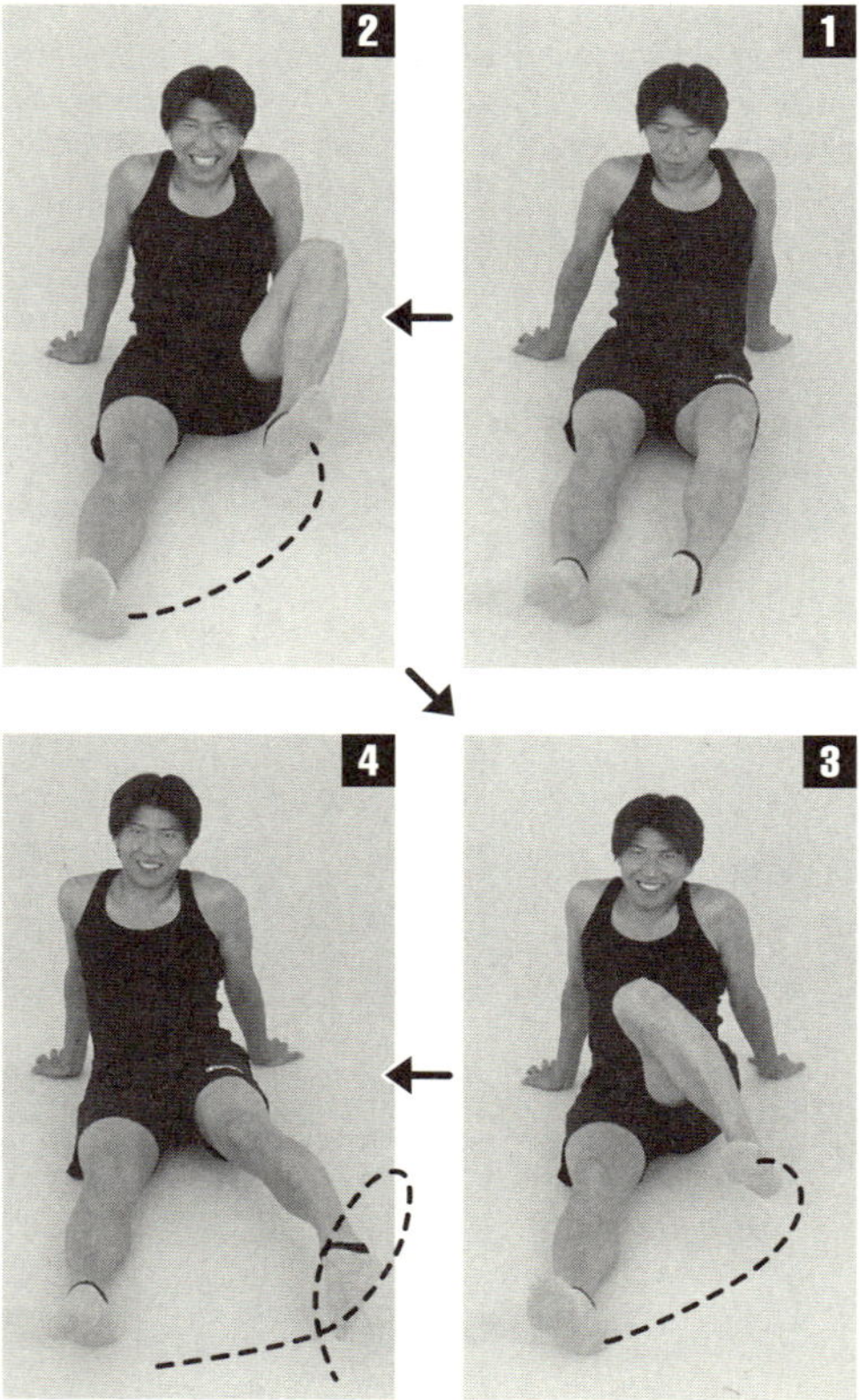

足首と股関節の捻り

あらゆるフットワークやスポーツ動作に要求される足首と足の指の動きのエクササイズ。簡単そうだが意外と難しい。足首の動きと股関節の捻りを併せて行なう。親指側は足首が屈曲しているときは股関節が外旋で、足首が伸展しているときは股関節が内旋。小指側は足首が屈曲しているときは股関節が内旋で、足首が伸展しているときは股関節は外旋

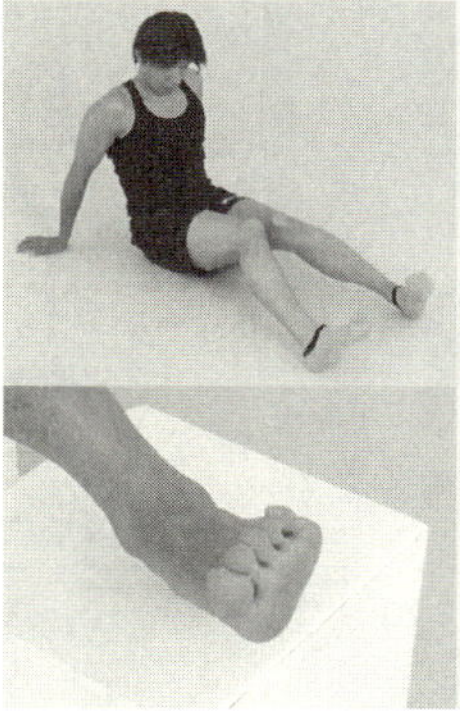

小指①

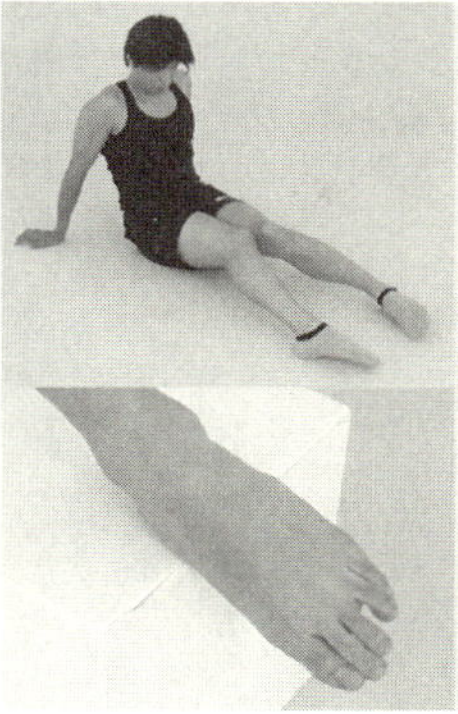

親指①

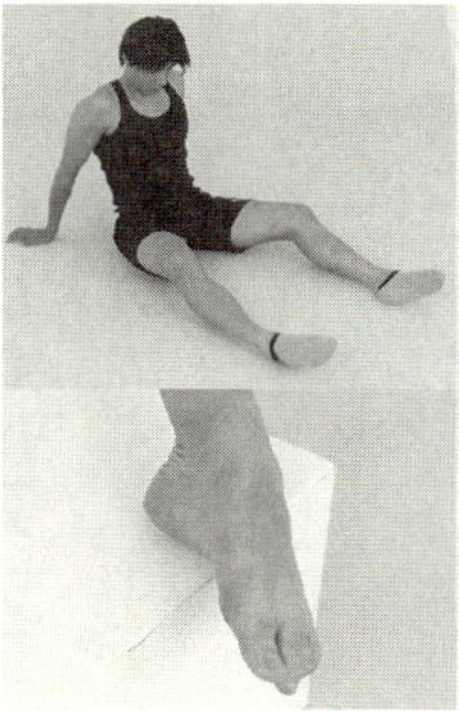

小指②

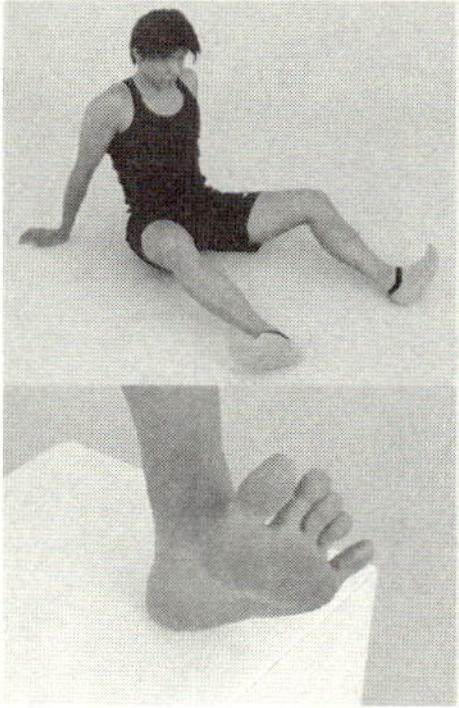

親指②

フットワークをレベルアップする股関節の捻り

股関節の捻り（左右同時）

フットワークには柔軟な股関節の動きと左右のバランスがとれていることが必要となる。また、脚部を捻るときのアライメント（膝とつま先の動きを一致させる）も大切だ

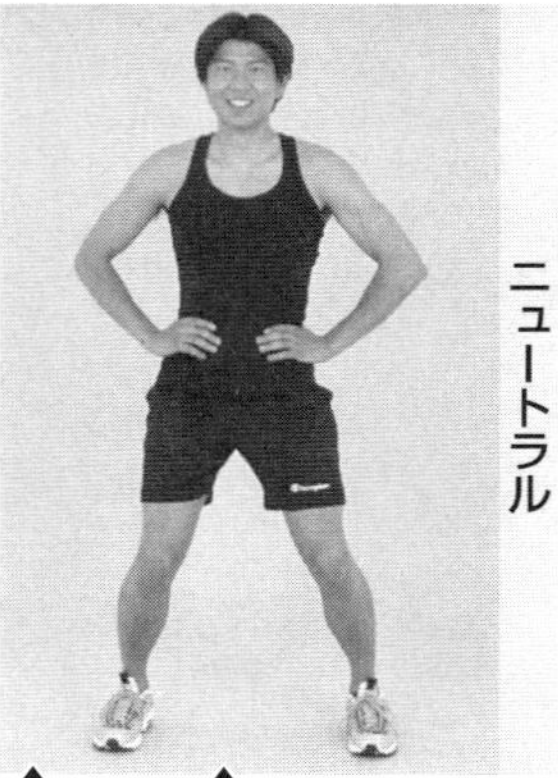

ニュートラル

外側

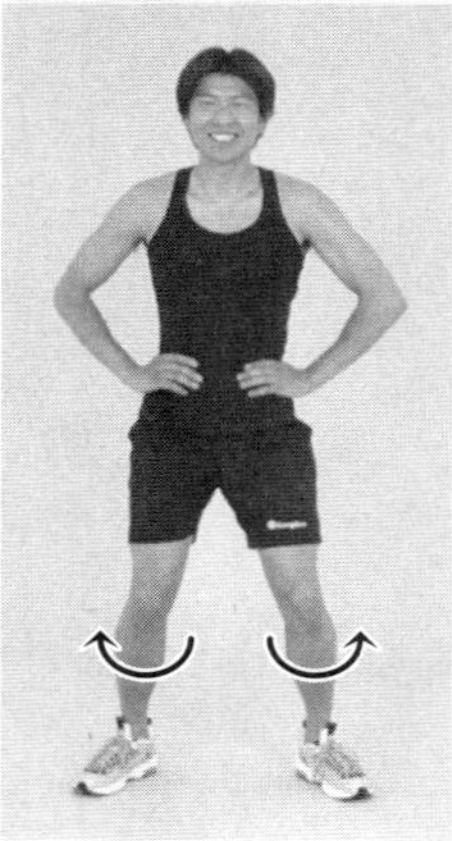

内側

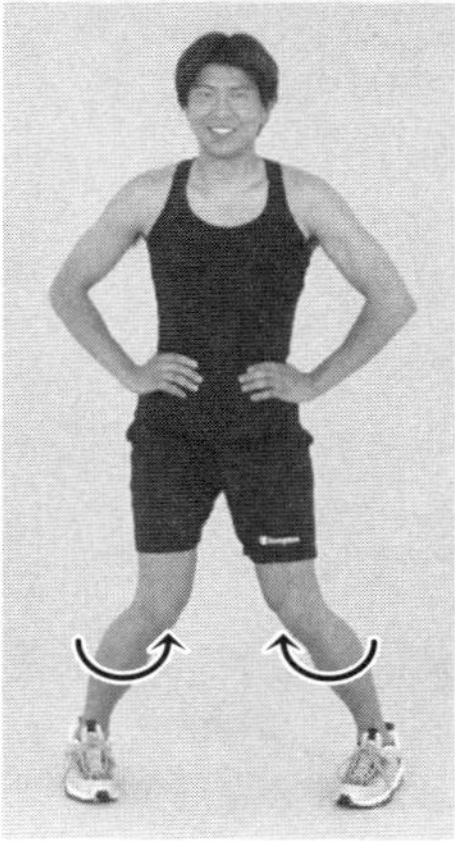

股関節の捻り（交互）

やり方は左右同時と同じだが、今度は交互に行なう。左右同時の場合に比べて、腰が回りやすくなるので注意しよう。アライメントもスポーツ障害を予防するうえで大切だ

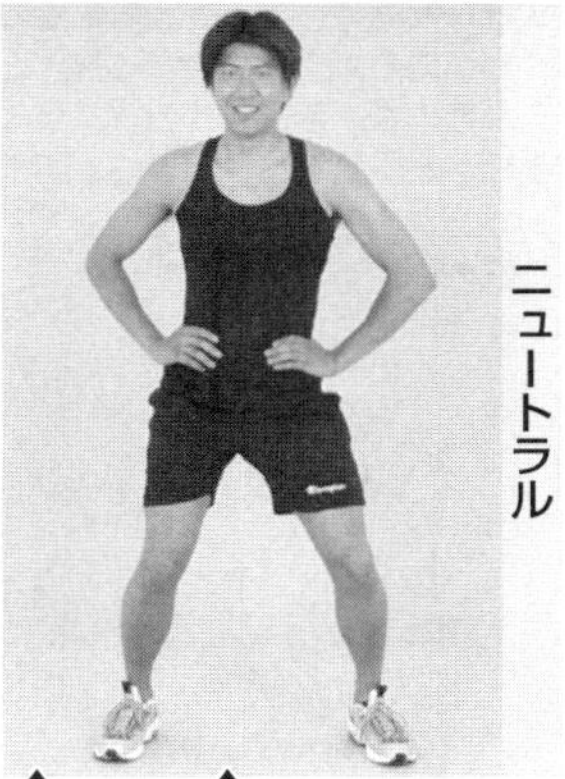

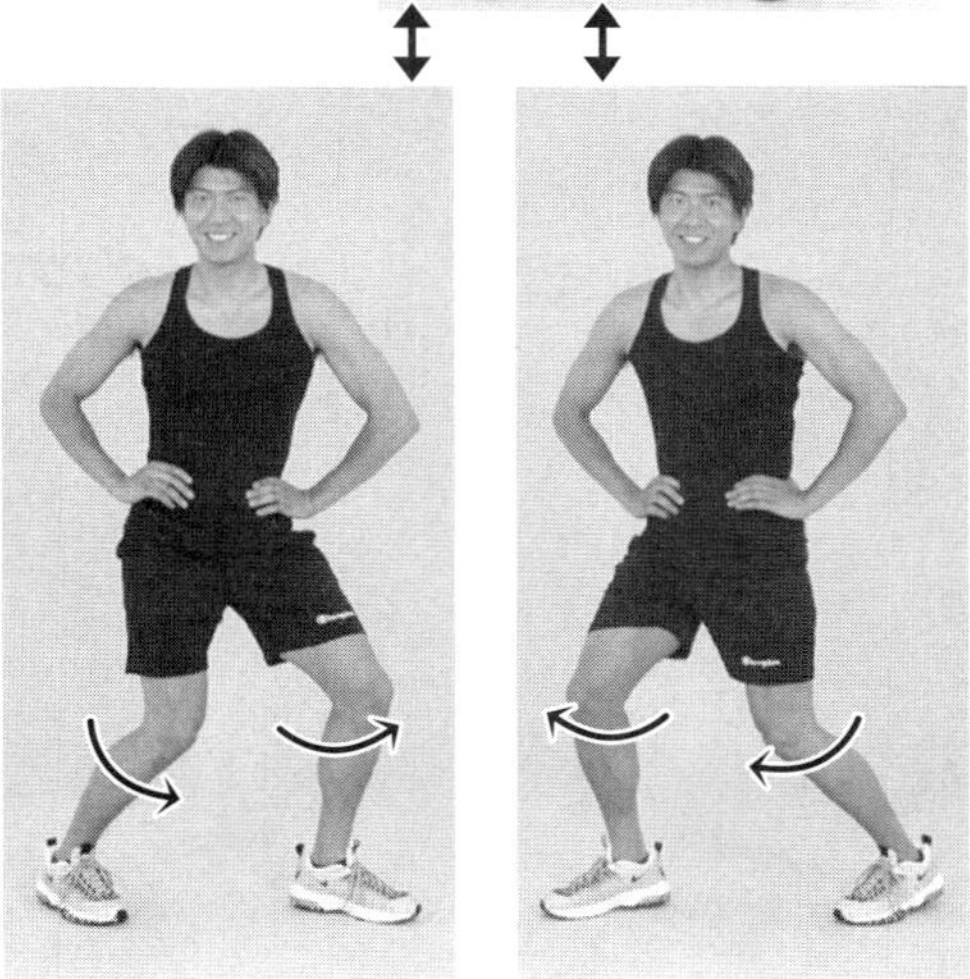

ランジでターン

フットワークで出てくる方向転換のひとつである、フロントターンのためのエクササイズ。ターンのときぶれないバランスのよさが要求される。フィニッシュまで行なったら、今度は逆側の足を踏み出して、同様に行なう

スタート 1

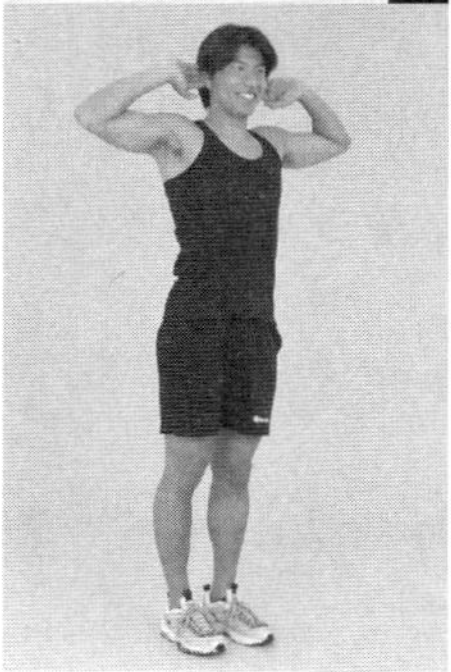

踏みだし 2

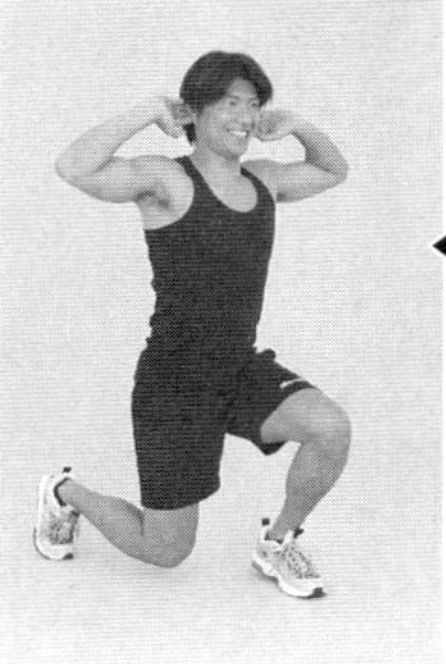

ターン 3

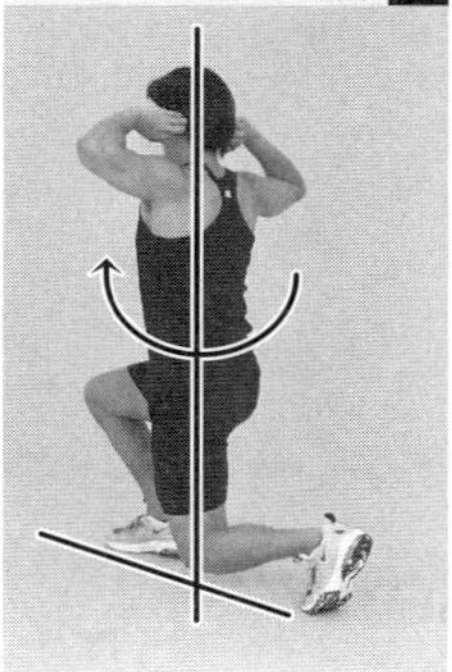

フィニッシュ 4

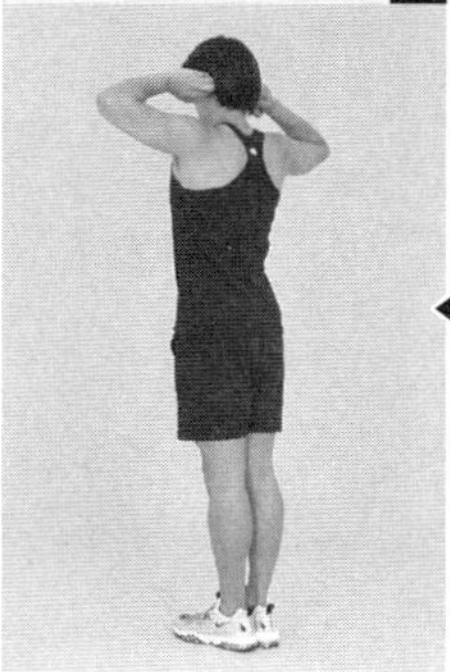

クロスステップ

フットワークのひとつである、サイドへのクロスステップの練習。脚部は外捻りの動き。ここで足首の捻りと股関節の捻りのエクササイズで出てきた小指側のパターンの動きが必要となる。脚部と上体の逆捻りのバランスと腰部の捻りの柔らかさが要求される

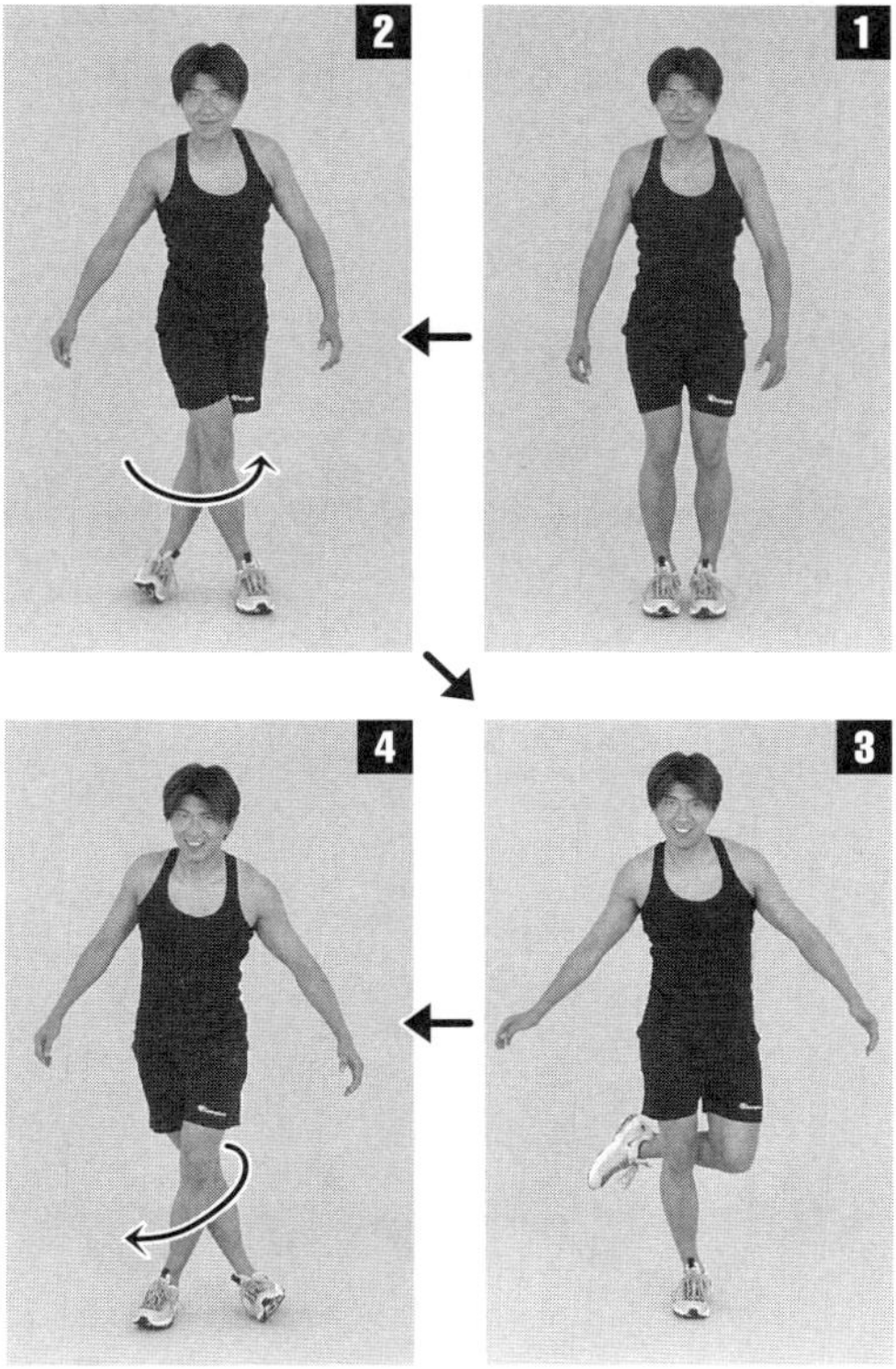

バランスとキレのいいサイドジャンプ力をつける

サイドジャンプ（クイックバック）

サイドジャンプやサイドステップでの切り返しのキレをつくるエクササイズ。大きく跳んですぐに半歩分ジャンプバックする。このときできるだけ速いスピードで行なうのがポイント。素早くジャンプバックするには、着地寸前に次の動作を頭の中でイメージしておくことだ。バランスも大切なので左右同じようにできるようにしておこう

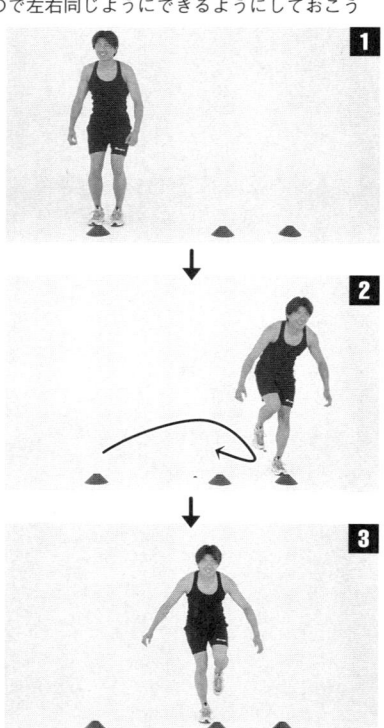

↓

↓

サイドジャンプ（オープンステップ）

素早い切り返しが要求されるフットワークでは、バランスのよさが非常に大切だ。バランスを崩すと、逆方向への動きにタイムロスが生じる

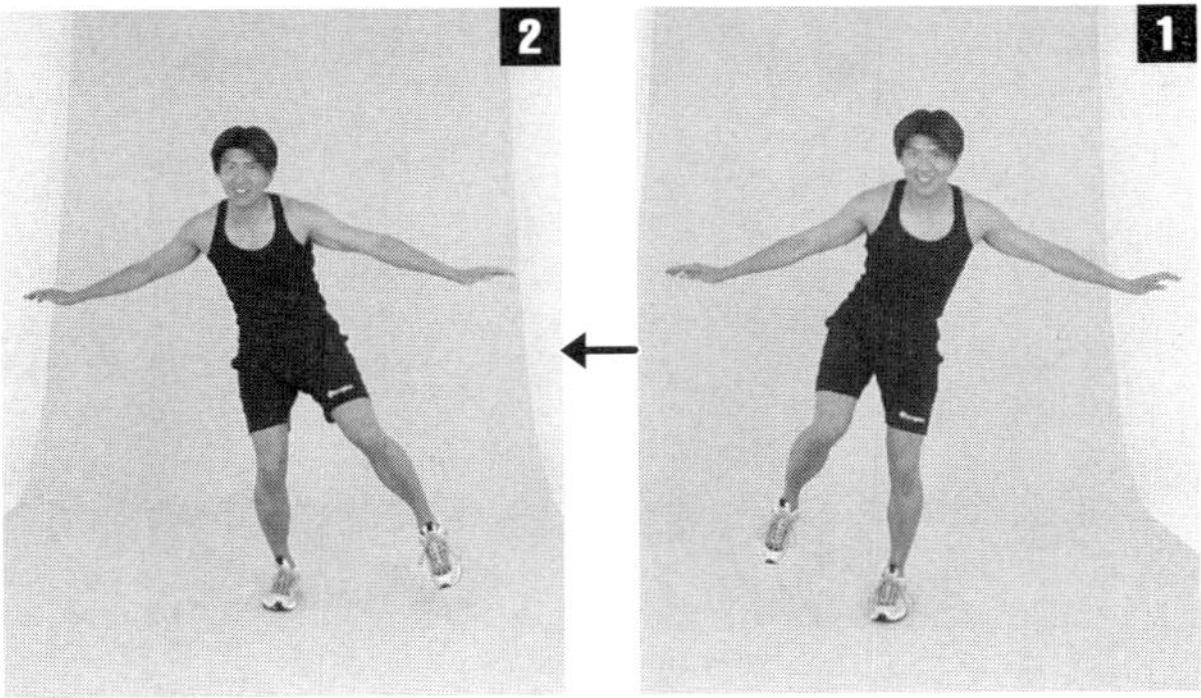

サイドジャンプ（クロスステップ）

オープンステップのときもそうだが、片脚でジャンプしてしっかりバランスを保ち、1、2、3と数えたら、次のジャンプへ移ろう

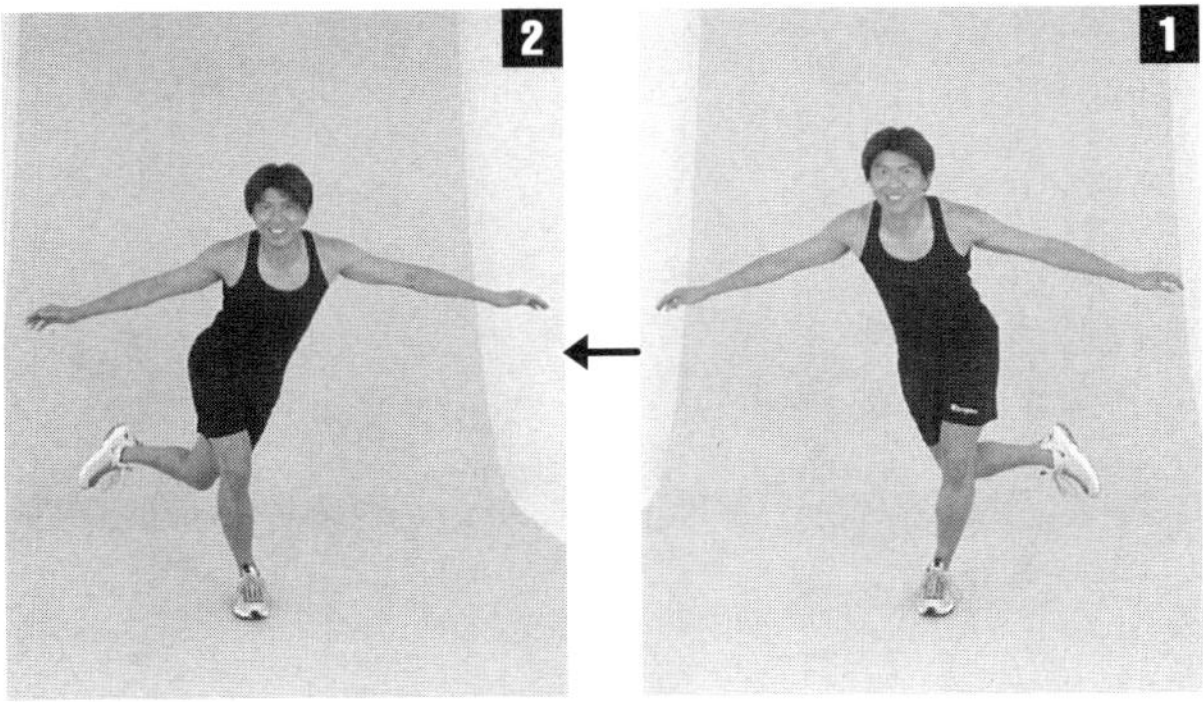

動作別実践編 4

蹴る

対角線のバランスが、パワフルなキックを生む！

スポーツ雑誌などで、サッカーのプレーヤーが今まさにボールをキックする瞬間の写真を見たことがあるだろう。ボールの側方に踏み込んだ軸足から頭までが強固な支柱となり、高く掲げた左腕から右足までは、力をためた弓のようにキリリとなる……。この支柱と弓が描くX字が示すように、「蹴る」という動作では、まさに対角線のバランスが重要なポイントとなる。

ボールを蹴る前の動作では、腸腰筋（股関節前面の筋肉）と大腿直筋（股関節から膝下をつなぐ筋肉）、そして体幹前面の筋肉がしなやかに伸びることによって、冒頭で紹介した「弓」のようにパワーをためこむ。つまり、これらの筋肉の柔軟性が足りないと、キックのパワーをロスしてしまうのだ。まずは次ページで紹介する「ベーシックトレーニング」で、身体の前面と股関節、大腿直筋の柔軟性を高めよう。

ボールをインパクトした後は、「弓」が身体の前方に向かって屈曲していく。左の

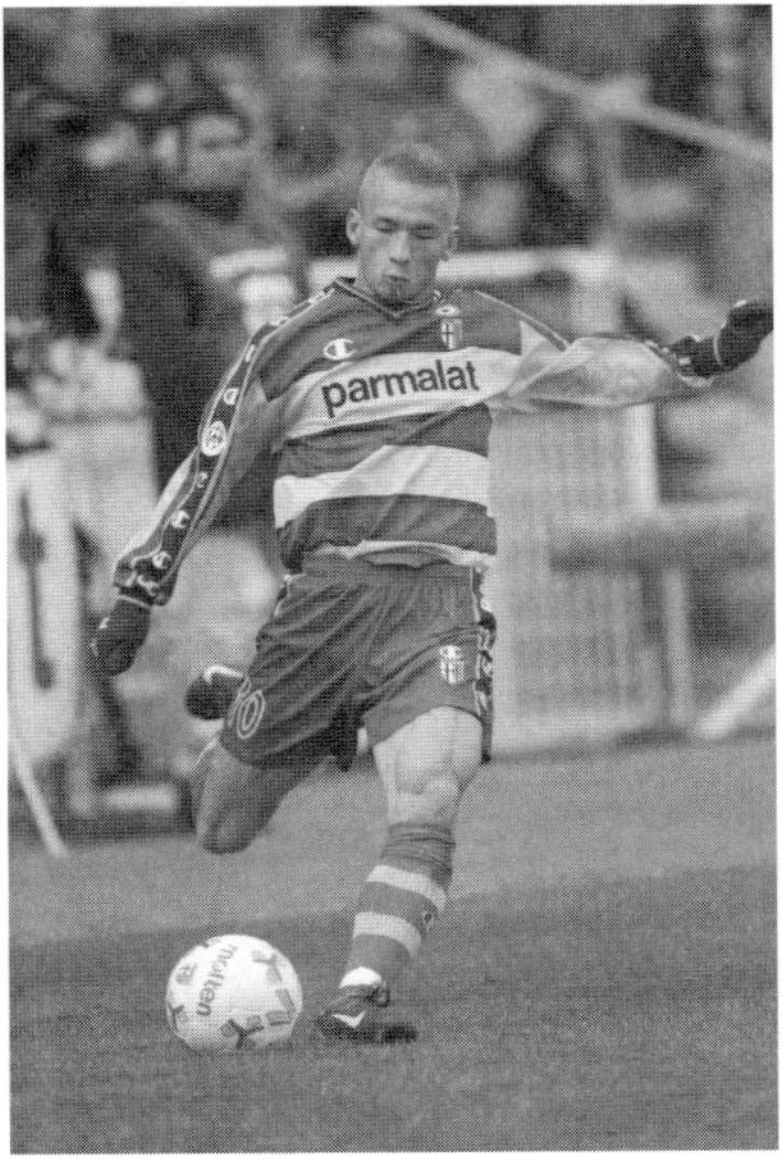

中田英寿元選手の写真がその動きだ。写真でもわかるように、頭から軸足までの「支柱」はどっしりと安定し、右足から左手までの「弓」と見事な対角線を描いている。この動きでは、ハムストリングスの柔軟性が重要だ。中田のハムストリングスがしっかりと伸びていることも写真で確認できるだろう。この部分の柔軟性が乏しいと、フォロースルーのパワーを生み出す筋肉（腹筋、腸腰筋、大腿直筋など）が充分に収縮できないため、やはりパワーをロスしてしまう。「スペシフィック」で紹介するエクササイズで、捻りを加えながらハムストリングスの柔軟性を高めよう。

BASIC
キック力を高める体前面のストレッチ

股関節（前面）と大腿直筋のストレッチ

蹴る動作のタメに必要な下肢のストレッチ。身体は起こし、腰は正面を向けて、ゆっくり前方へ体重をスライドしていく。腹筋は軽く力を入れておく。次にバランスに気をつけながら、かかとをゆっくりお尻のほうに近づけていく。膝が直接床に当たると痛いので、タオルなどを敷いて行なうとよい

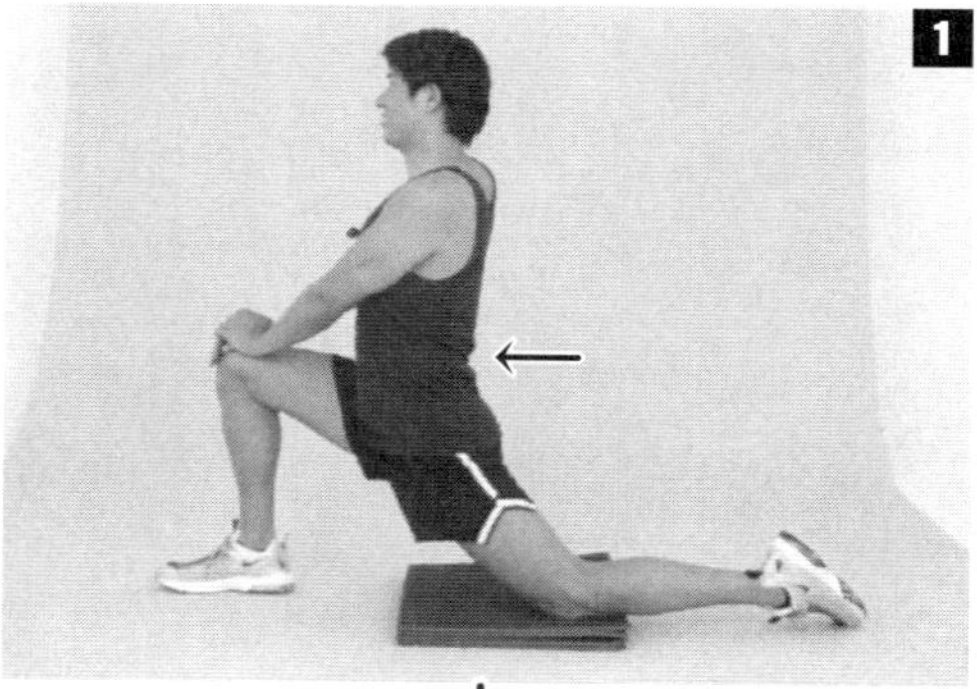

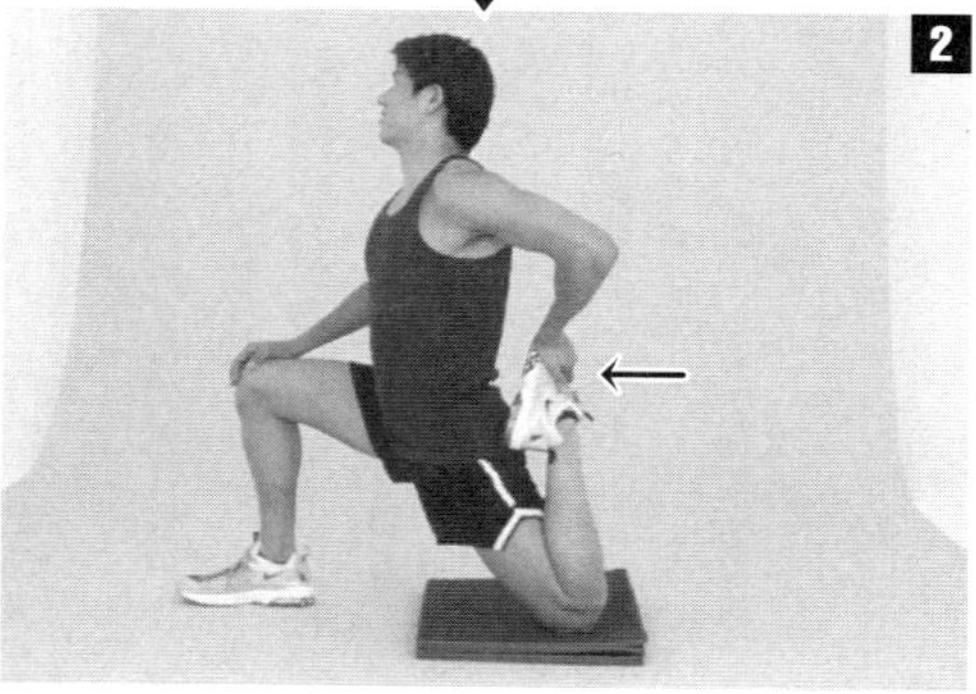

体前面と股関節、大腿直筋のストレッチ

伸展ストレッチからの発展系。手と反対の足のつま先を持ってお尻に近づける。体の前面にバランスのよい柔軟性が必要。股関節の前が硬いと、タメをつくるとき、腰にストレスがたまりやすい

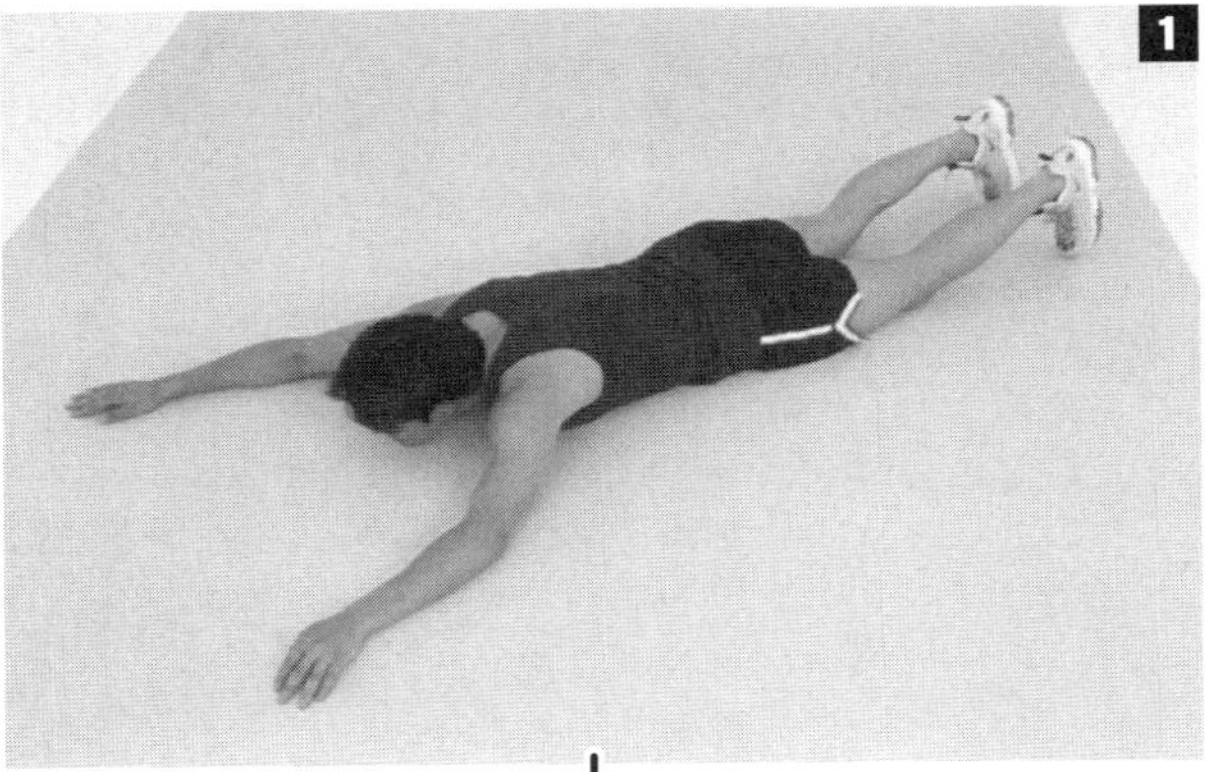

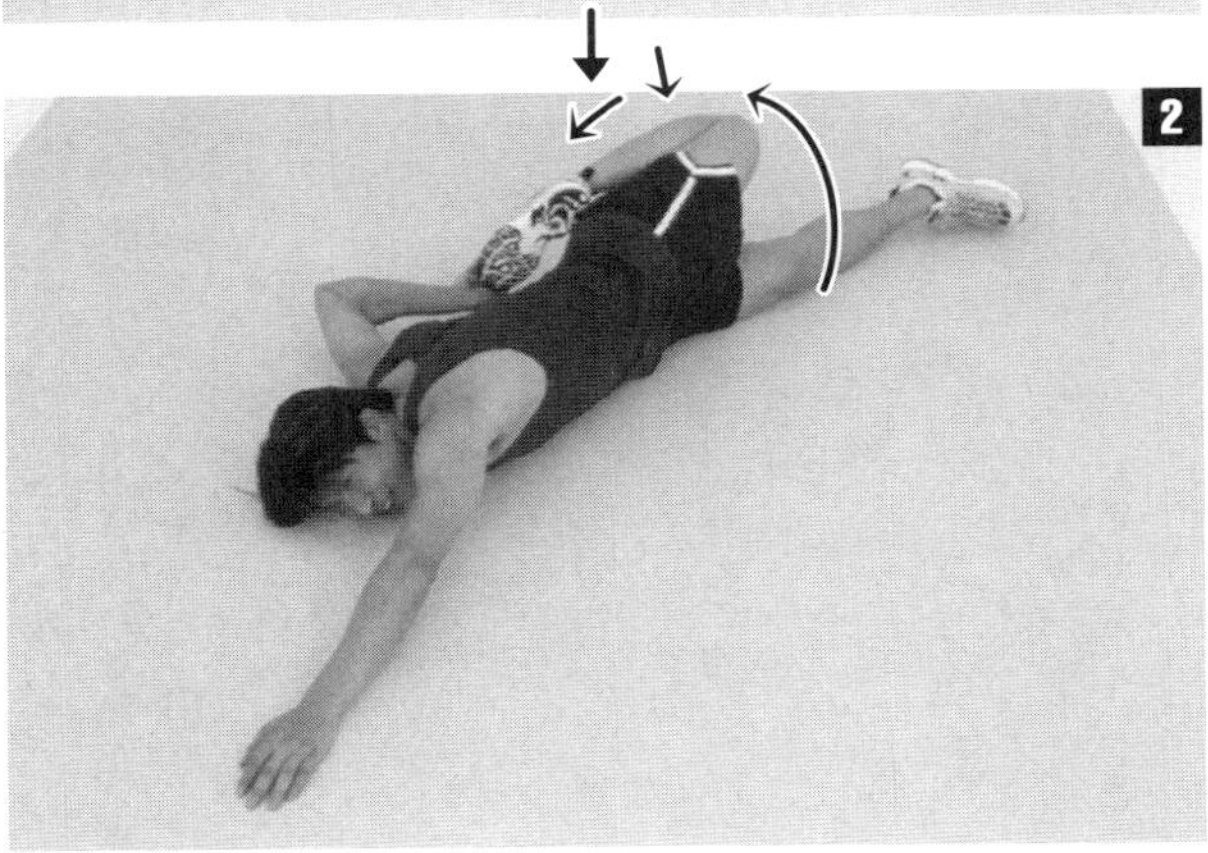

ハムと身体の捻り（対角線）

今度は足のつま先を持つ手が対角線方向の手になる。蹴る動作では蹴る脚と対角の腕を振るから、対称的な動作がしなやかになることが必要となる。同じく左右へローテーションする

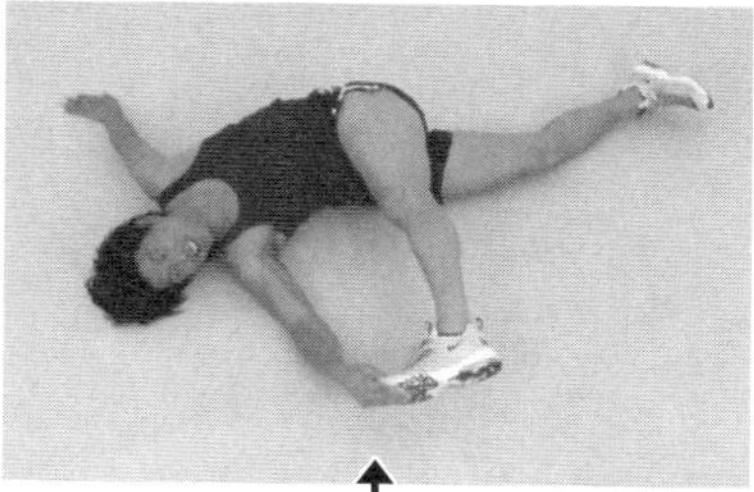

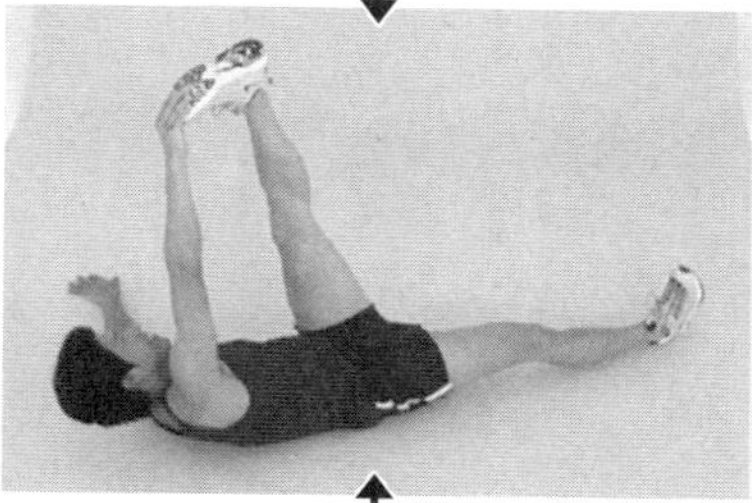

ニュートラル

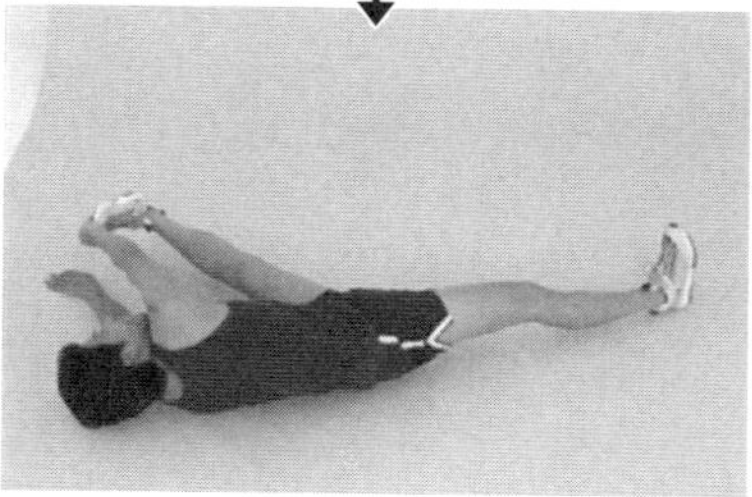

ハムと身体の捻りのストレッチ

フォロースルーのしなやかな身体の使い方のエクササイズ。蹴る動作に必要なハムの柔軟性を養う。身体の捻りと戻しがあるので、柔軟性と筋力のバランスが確認できる。片方の手で足のつま先を持ち、できるだけ体軸を保ったまま、左右へローテーションする。このとき、もう片方の腕は横に開いておく

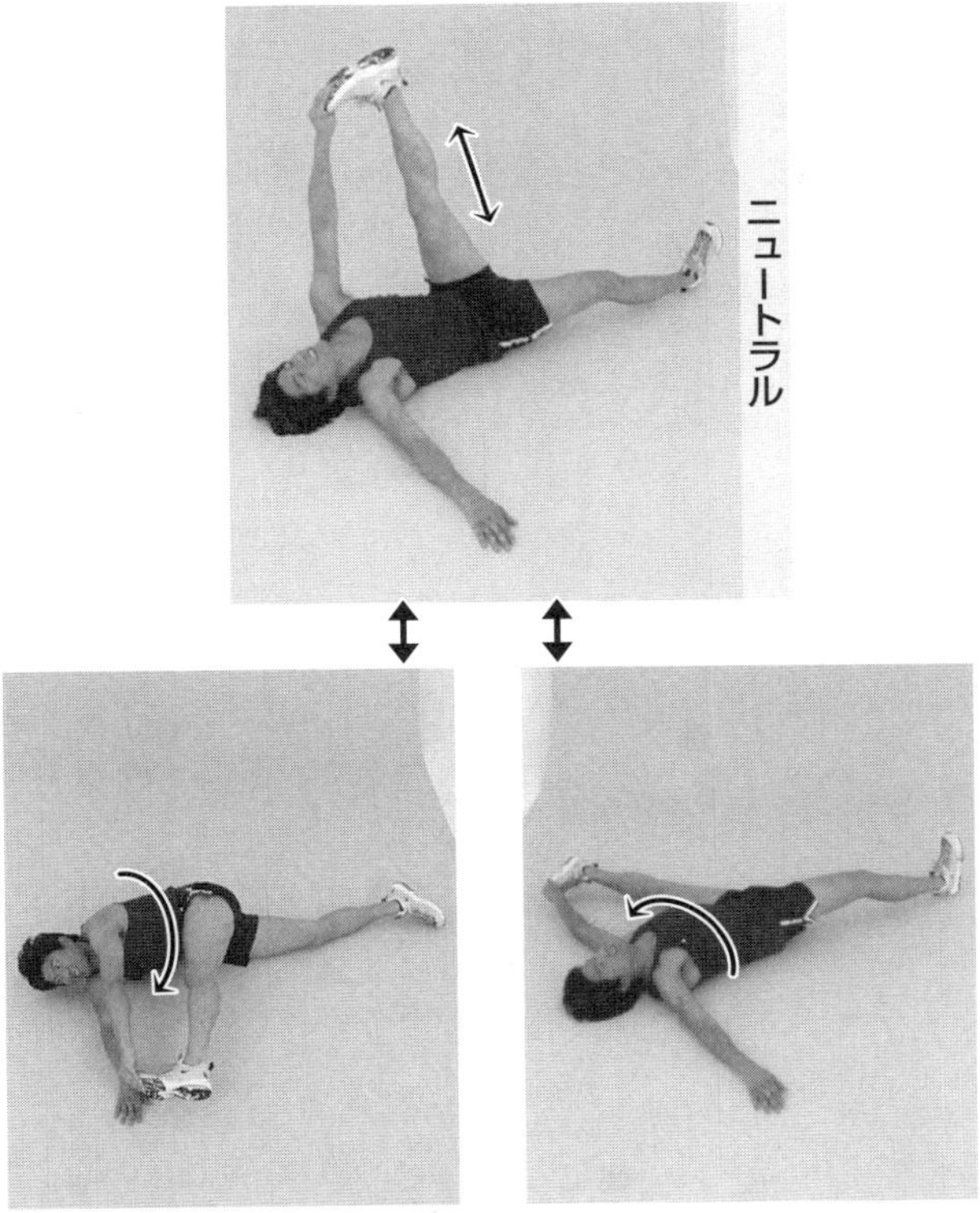

対角屈伸（キック動作）

キック動作のシミュレーション。伸展と屈曲のバランス（体軸と対角線の使い方）が大切。伸展と屈曲をくり返すことで、徐々に自分で使える可動域を広げよう。①うつ伏せ、②仰向け、両方行なう

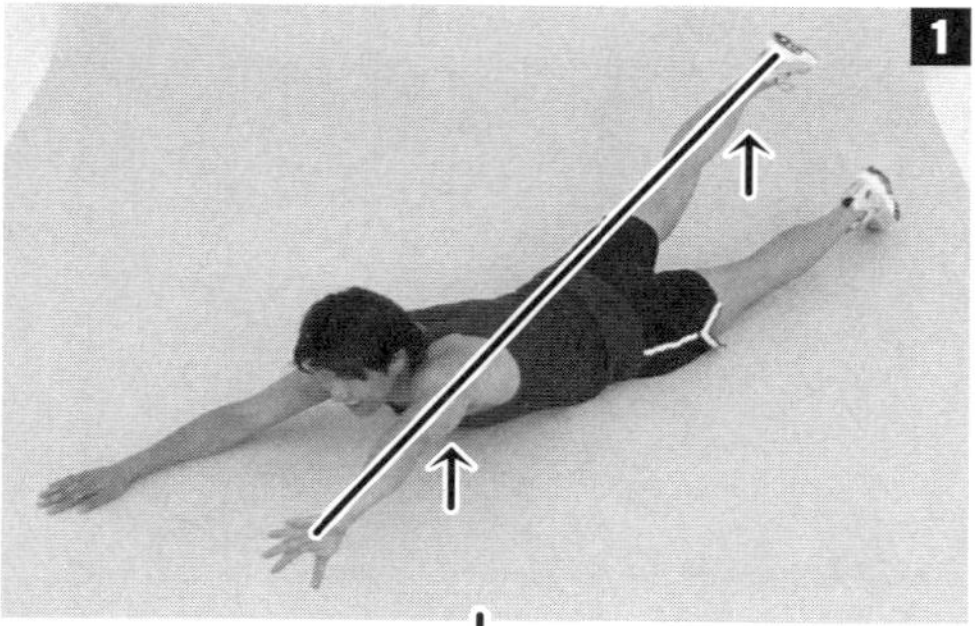

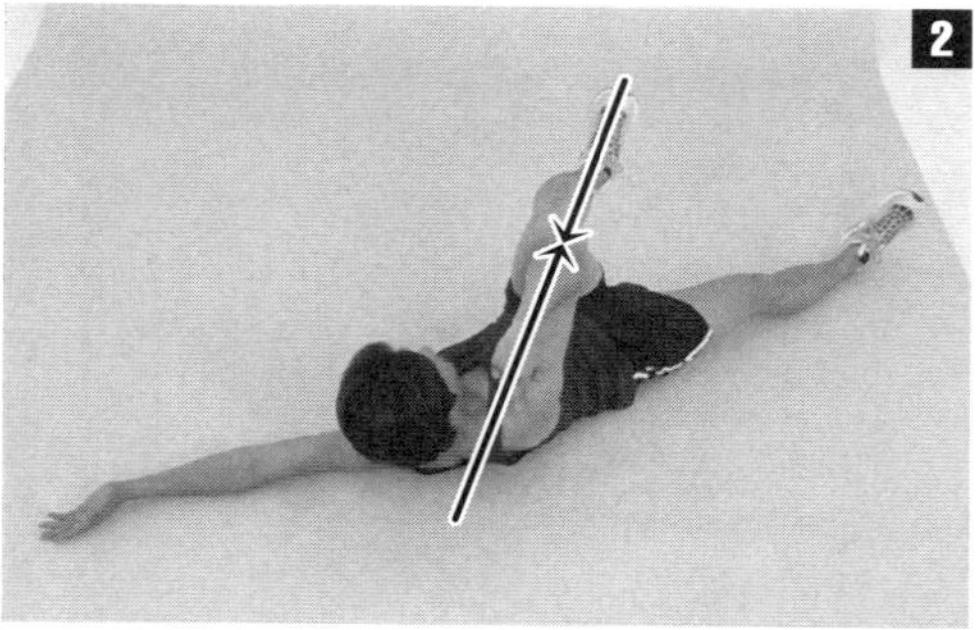

対角スイング（キック動作）

バランスのよい伸展（蹴る前のタメ）と屈曲（蹴る）のエクササイズ。両サイドとも対角線上に軸がとれていることが必要。伸展、屈曲とも各関節群、筋群の動きが丸い弧を描いているかどうか、バランスを見よう。伸展、屈曲の中心が体幹の中心にあるようにする。①、②の動作をくり返す

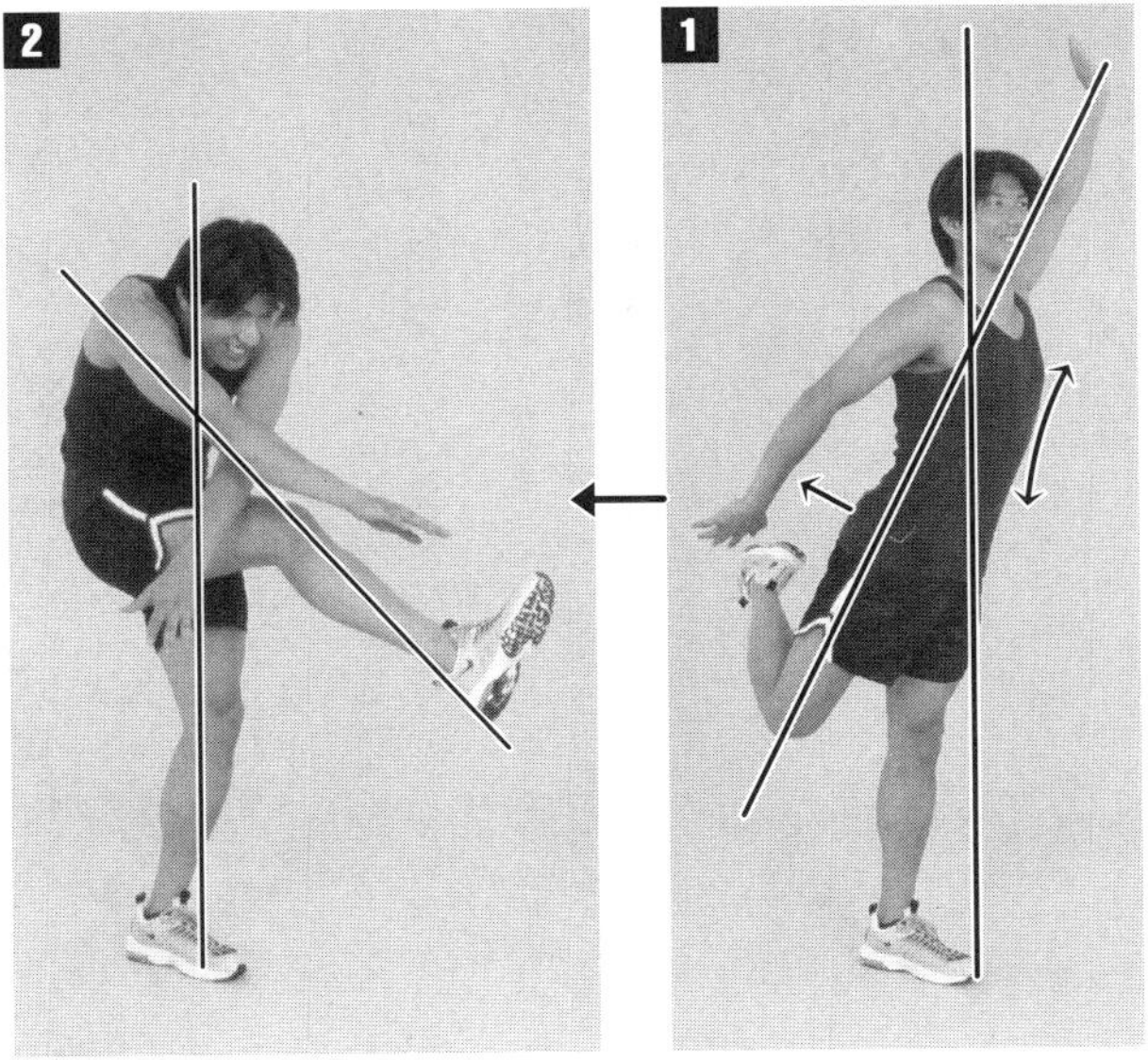

プラスαメソッド❷

パフォーマンス向上に欠かせない「スポーツビジョン」を鍛える！

取材・構成▼梅澤聡　写真▼中村史郎　取材協力▼㈱東京メガネ・スポーツビジョン研究室

スポーツと眼、といえば、一般にはわずかに動体視力が知られる程度。トップアスリートたちの、高い視覚能力の秘密が、いま明らかになる。

真剣にトレーニングをしているのに、ゲームで力を発揮できない。ランニングのタイムや筋力測定の結果では誰にも負けないのに、試合では凡ミスを連発してしまう……ひょっとして自分にはセンスがないのでは？　そんなアナタは、自分の「眼」の能力を疑ってみたことがあるだろうか？

スポーツと眼。これまであまり語られることはなかったが、実はこの両者は切っても切れない関係にあるのだという。そこで、アスリートたちの視覚機能をケアし、トレーニング指導も行なっている「㈱東京メガネ・スポーツビジョン研究室」で話を聞いた。

眼の能力は、ゲームセンスをも左右する

「セリエAで活躍していた頃の中田英寿選手がドリブルをしているとき、彼は首を左右に激しく動かしているでしょう？　あの姿こそが、スポーツにおける視覚の重要性を象徴的に表わしていると思います」

スポーツビジョン研究会の代表で、日本体育協会公認スポーツドクターの真下一策氏は言う。

「人間は、外界から得た情報を脳で処理し、脳からの命令を身体各部に伝えることによって動作を行なっています。そして外界からの情報収集の8割を担っているのが視覚による情報です。スポーツにおいて、一般に〝センス〟と呼ばれている能力は、視覚に負うところが大きいといっていいでしょう。しかも視覚の能力は、ほかのトレーニングと同じく、鍛えれば鍛えるほど向上する。つまりスポーツビジョンは〝才能〟ではなく〝技術〟というべきものなんです」

真下氏の言葉を裏付けるデータがある。149ページの図を見てほしい。図1は、卓球における一般学生選手とオリンピック強化指定選手の視覚能力を比較したグラフ。点

線で示した学生選手に比べて、オリンピック強化指定選手のスポーツビジョン能力が優れていることがわかる。図2はバレーボールの実業団チームとVリーグチームの結果を比べたもの。その差はさらに顕著に表われている。やはり「トッププレイヤーは眼がいい」といえるだろう。さらに2つの図を比較してみると、小さなボールを高速で打ち合う卓球選手が、いかに優れたスポーツビジョンの持ち主であるかも明らかに見て取れる。

プロスポーツ界とスポーツビジョン

プロスポーツの現場では、スポーツビジョンの考え方をどのように取り入れ、どう活用しているのだろうか？　スポーツビジョン研究室の阿南貴教室長に聞いてみた。

「明確な数字ではありませんが、プロ野球でいえば約半数のチームが、何らかのかたちでスポーツビジョンの考え方を取り入れています。〝何らかのかたち〟というのは、たとえばシーズン前に選手の視覚能力の測定だけを行なっているチーム、あるいは具体的なメニューを組んでビジョントレーニングを行なっているチームなど、取り組み方がチームによってさまざまだからです」

中でも、早期から本格的にスポーツビジョンの考え方を取り入れてきたチームが、広島カープだという。阿南氏は、同社の広島スポーツビジョンセンター勤務時から10

図1 卓球 オリンピック強化指定選手と一般学生選手のスポーツビジョンの比較

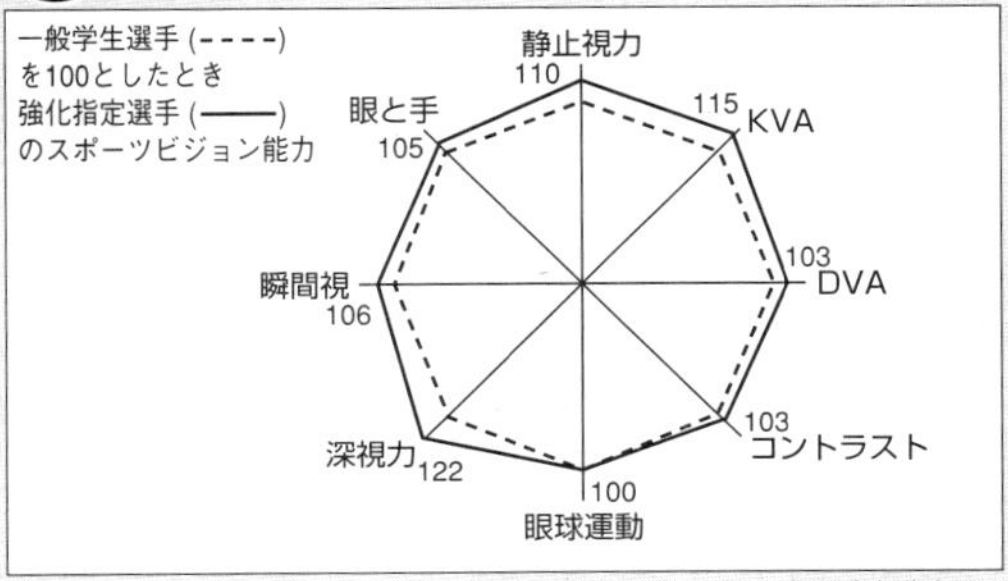

「平成7年度日本オリンピック委員会スポーツ医科学研究報告」より

図2 バレーボール Vリーグチームと実業団チームの比較

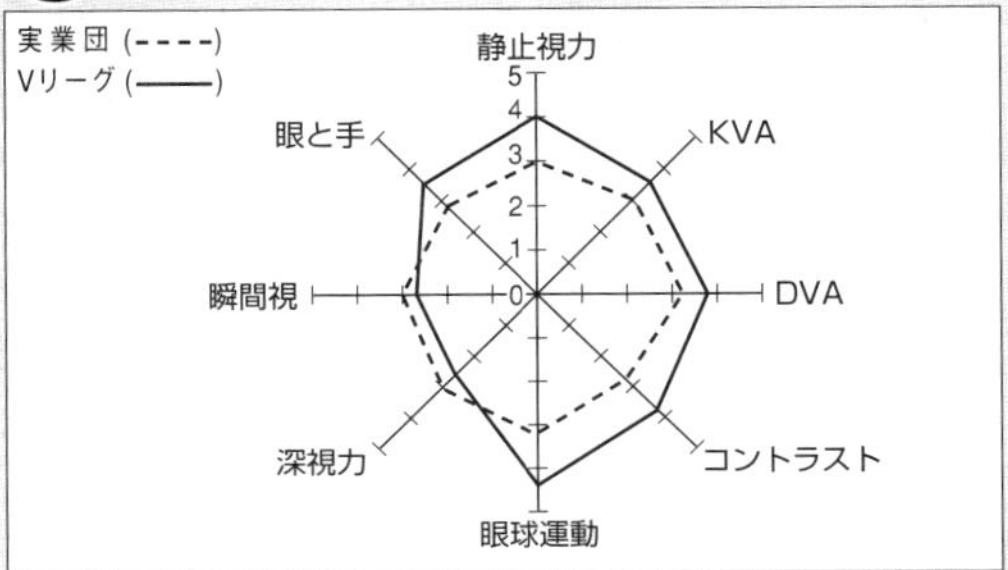

「スポーツビジョン研究会研究データ」より

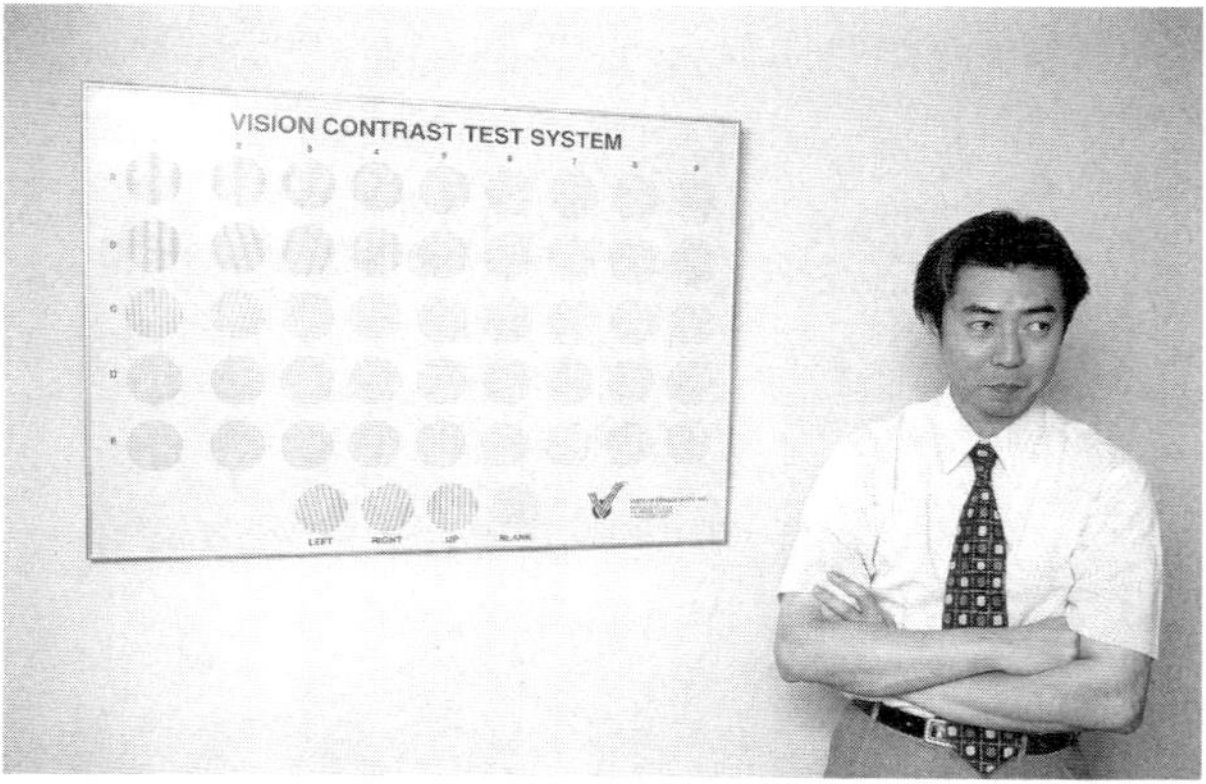

このボードを使ってコントラスト感度を測定する。円内を走る細かい線の方向が認識できればOKだ。

年以上にわたって、カープの選手たちの視覚能力測定を行なってきた。

「カープでは毎年、その年の新入団選手の視覚能力を測定し、データを保存しています。測定項目は8項目（詳細は151ページ参照）ありますが、まず基本となるのが『静止視力』です。一般に視力と呼ばれているものですが、この静止視力は、スポーツビジョンのすべての要素の基本となるものです。ですから視力に問題のある新人選手には、ただちに視力矯正を勧め、再度測定を行ないます」

左ページの図は、静止視力の矯正前後で、スポーツビジョンの能力がどれだけ改善されたかを示したもの。A、Bの両選手とも、視力矯正によって明

視力矯正前と視力矯正後の野球選手のスポーツビジョン測定結果

名前	A	性別	男	年齢	28
種目	プロ野球	利き手	右	利き眼	右
所属					
項　目		[記号]			
静止視力		[SVA]	3 ⇨ 4		
動体視力 KVA		[KVA]	2 ⇨ 4		
動体視力 DVA		[DVA]	4 ⇨ 4		
コントラスト感度		[CS]	2 ⇨ 4		
眼球運動		[OMS]	3 ⇨ 3		
深視力		[DP]	2 ⇨ 4		
瞬間視力		[VRT]	2 ⇨ 2		
眼／手の協応運動		[E/H]	2 ⇨ 2		
合 計 点			20 ⇨ 27		
総合評価			[C] ⇨ [B]		

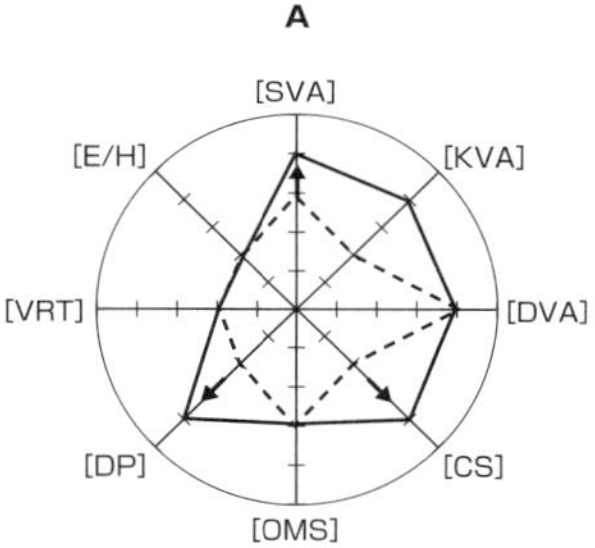

名前	B	性別	男	年齢	18
種目	プロ野球	利き手	右	利き眼	左
所属					
項　目		[記号]			
静止視力		[SVA]	2 ⇨ 4		
動体視力 KVA		[KVA]	3 ⇨ 4		
動体視力 DVA		[DVA]	5 ⇨ 5		
コントラスト感度		[CS]	3 ⇨ 4		
眼球運動		[OMS]	5 ⇨ 5		
深視力		[DP]	3 ⇨ 3		
瞬間視力		[VRT]	5 ⇨ 5		
眼／手の協応運動		[E/H]	3 ⇨ 3		
合 計 点			29 ⇨ 33		
総合評価			[A] ⇨ [A]		

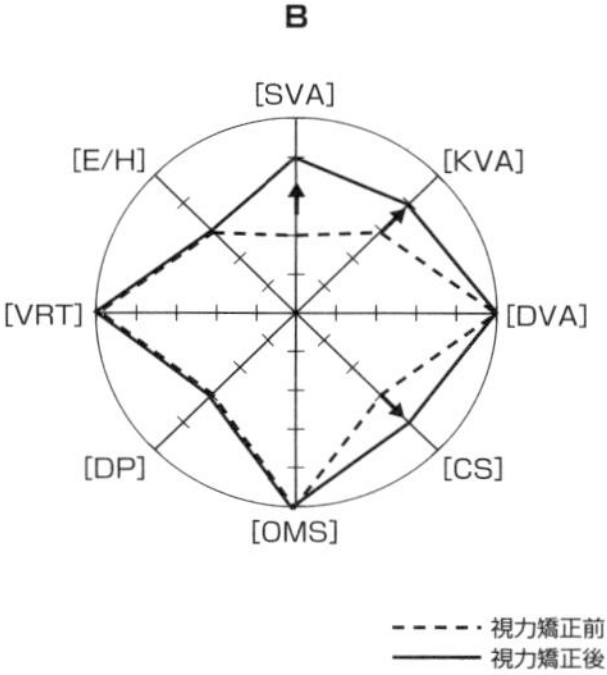

らかに能力が向上していることがわかる。しかも5段階による評価がもともと高かったB選手までが、視力矯正によってさらに高い数値を示していることは注目すべき点だろう。阿南氏は続ける。

「新人選手だけでなく、中堅からベテランの選手も含めて、成績が芳しくない選手には必要に応じて検査を行なっています。そしてそのデータを入団時の測定値と比較してみる。不調の原因がわからず悩んでいる選手などは、視力に問題があるとわかって安心するケースもありますね。そうしたメンタルな側面からも、スポーツビジョンの考え方は有効だと思います」

ところで、阿南氏がこれまでスポーツビジョン測定を担当した選手の中で、とくに優れたデータを記録した選手は誰だろうか？

「印象に残っている選手という意味で言えば、ジャイアンツ（06年より西武）に移籍した江藤（智）選手ですね。彼は88年に入団したんですが、ドラフトの指名順が下位（5位）だったにもかかわらず、抜群の成績を叩き出しました。入団当時から新人離れした体格の持ち主でしたから、『コイツは将来4番を打つ選手になるかもしれない』とワクワクしたことを覚えています」

〝ポパイのほうれん草〟ではない

　真下氏は、スポーツビジョンの重要性を熱心に説く一方で、ビジョントレーニングが〝ポパイのほうれん草〟のように即効性のあるものではない、と付け加えることも忘れなかった。

「スポーツビジョン能力が向上するということは、外界の情報を収集する入力回路の機能を上げるということ。最終的に競技パフォーマンスにつなげるためには、眼から得た情報をもとに判断する能力、そして脳から発せられた動作命令に応えられる身体能力も必要となります。しかし実際の競技動作の中で根気よくトレーニングを重ねて、スポーツビジョン能力を高めることで、ゲームセンスを向上させることは可能です。『センスは生まれ持っての才能』とあきらめていた人も、ぜひ眼の重要性に〝目を向けて〟ほしいですね」

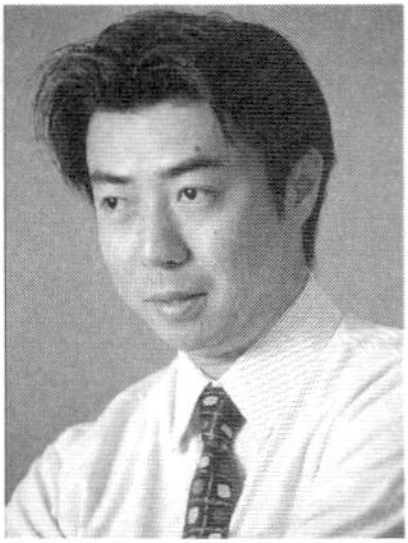

阿南貴教（あなん・たかのり）
㈱東京メガネ・スポーツビジョン研究室室長。スポーツビジョン研究会の事務局担当者としてスポーツにおける眼の重要性を説く。
●㈱東京メガネ・スポーツビジョン研究室
03-3668-4729

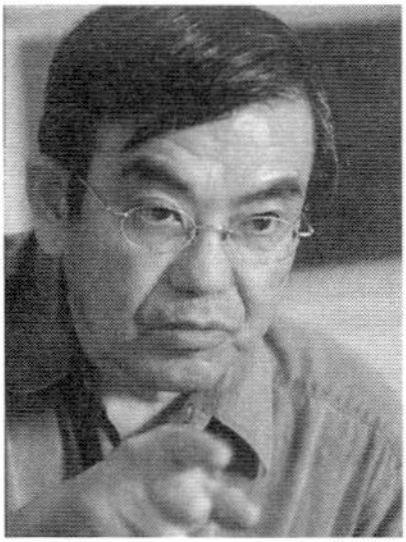

真下一策（ましも・いっさく）
医師。スポーツビジョン研究会代表。日本体育協会公認スポーツドクターとして、スポーツビジョン、ビジュアルトレーニングを研究・指導している。

8種目のレベルアップ・メソッドでアナタの「眼力」は確実にアップする！

取材・構成▼梅澤聡　取材協力▼㈱東京メガネ・スポーツビジョン研究室

眼を鍛えれば、パフォーマンスは向上する。ここで紹介する8つの方法で、スポーツビジョンの能力を高めよう。

スポーツにおけるパフォーマンス向上に、「眼の能力」が不可欠であることは理解できた。では、眼の能力には、具体的にどんなものがあるのか？　そして、スポーツビジョンの能力を高めるためにはどうすればいいのだろうか？

スポーツビジョンの8要素

1　静止視力

一般に「視力」と呼ばれているのがこれ。スポーツビジョンも、まずはこの静止視力が悪ければレベルアップできない。視力の弱い人は、メガネやコンタクトレンズで適正な視力に矯正することが、コンディショニングの第一歩だ。

2　眼球運動

視線の動きだけで、複数の目標物を俊敏かつ正確に捉える運動性。周囲の状況を瞬時に見極めたり、高速で動く目標物を捉えるためには、眼球がすばやく正確に動くことが不可欠だ。静止視力とともにスポーツビジョンの基本要素。

3　KVA動体視力

野球のバッターがボールを見るように、前方から自分のほうに向かって直線的に近づいてくる目標を見極める動体視力。往年の大打者、川上哲治氏のように「ボールが止まって見える」ようになれば、このKVA動体視力はカンペキだ。

4　DVA動体視力

目の前を横方向に移動する目標を、眼の動きだけでタイミングよく見極める能力。とくに野球やテニス、卓球など、ボールが高速で移動する競技、またカーレースやスキーの回転競技などにおいて、競技能力に大きな影響を与える。

5　コントラスト感度

白黒の微妙なコントラストを識別する能力。たとえば、ドーム球場の白い天井に向かって上がったフライに的確に対応できるかどうかは、このコントラスト感度の能力によって決まる。静止視力と関係が深く、レベルアップは難しい。

6　深視力

複数の目標の、相対的な位置関係を認識する立体視能力。奥行きの広いグラウンドを選手とボールが縦横無尽に動き続けるサッカーなどでは、とくにこの能力が重要となる。左右の静止視力に大きな差がある人は、この能力が低い。

7　瞬間視力

一瞬、チラッと見ただけで、どれだけ周囲の状況を正確に捉えることができるかを示す能力。サッカーで、ドリブルをしながら視線を動かし、ディフェンダーの位置や動きを把握するなどのケースがこれ。つまり、情報収集能力だ。

8 眼と手の協応動作

周辺視野で目標を捉え、その目標に対して、すばやく手で反応する能力。反応が速いだけでなく、正確さも重要だ。ゲームセンターの「もぐら叩きゲーム」などがこれにあたる。いわゆる「スポーツセンス」を生む、重要な能力だ。

ここに示したのがスポーツビジョンの代表的な8項目。このうち①の静止視力と⑤のコントラスト感度は、残念ながらトレーニングによって機能を向上させることは難しい。まずはコンタクトレンズなどで、適切な視力矯正を行なおう。それ以外の項目については、訓練によって機能を向上させることが可能だ。では、さっそく具体的なトレーニング法を紹介しよう。

アイデアと工夫で練習方法は無限に

本格的なビジュアル・トレーニングでは、専用器具を使う方法やトレーナーの指導のもとに行なう方法もあるが、ここでは8種目の基本的なトレーニング方法を挙げてみた。また、参考のために「KVA動体視力」「眼球運動」など、眼の能力別にメソッドを紹介しているが、これらの能力は互いに深く関連している。眼球運動のトレーニングは同時に、動体視力や瞬間視力のトレーニングにもなっている、と理解してほしい。

まずは自分が行ないやすいトレーニング法を選んで、少なくとも週に3回、3カ月以上は継続して行なおう。そのためには、普段の競技別トレーニングにうまく組み入れ、飽きのこないメニューを工夫することが重要。根気よくトレーニングを続けることで、やがて競技パフォーマンスが向上していることを実感できるはずだ。

Method 1

KVA動体視力

ボールに書かれた文字をコールする

文字や記号を書き入れたボールを数種類用意し、そのボールを使ってキャッチボールをする。キャッチする人はボールに書かれた文字や記号を見極め、できるだけ早くコールするよう意識する。慣れてきたら、スピードを速める、文字を小さくする、あるいは小さなボールを使うなどして、徐々にレベルアップしよう。

Method 2

DVA動体視力

電車の車窓風景から看板や駅名を読む

電車の窓から、看板の文字や駅名などを読む。特別な道具も使わず、通勤・通学の途中で行なえる、もっとも手軽なトレーニングだ。最初は、やや遠くにある物体から始め、慣れてきたら徐々に近くの物へと視線をシフトさせていく。また、遠近・上下・左右など、2つの目標物を定めて交互に焦点を合わせれば、眼球運動のトレーニングにもなる。

Method 3

眼球運動・深視力

前後・左右の親指の爪を交互に見る

両手の親指を立て、頭を動かさずに眼球の動きだけで左右の爪先を交互に見る。この際、漠然と見るのでなく、はっきりと焦点を合わせるよう意識しよう。左右の指の幅を広げるほど難度が高くなる。片方の指を遠くに、もう一方を近くにしたり、指の位置を上下や斜めにしても効果的。眼球をリズミカルに動かそう。

Method 4

眼と手の協応動作

壁に跳ね返ったボールをキャッチ

壁に向かって立ち、パートナーに背後からボールを投げてもらう。そして壁に跳ね返ったボールに対して瞬時に反応する。単にキャッチするだけでなく、片手だけを使う、グローブで捕球する、足で対応するなど、競技の特性に合わせて、さまざまなバリエーションが可能。飽きずに楽しく行なえるように工夫しよう。

Method 5

瞬間視力
背後の風景情報を瞬時に把握する

街を歩いているとき、瞬間的に振り返り、背後の風景を眼に焼きつける。そして、どんな建物が建っていたか、どんな人物が何をしていたか、あるいは駐車している車の色や形など、その風景の中の情報を、できるだけ細部まで思い出す。慣れてくると、普段自分がいかに漫然と風景を見ていたかがわかるはずだ。

Method 6

眼球運動・深視力
ボールをぶつけて目測をチェック

前方を横切る方向にボールを軽く投げてもらい、それを目標にボールをぶつける。サッカーなら、同様にボールを蹴り出してもらい、ボールを蹴って的となるボールに命中させる。またテニスなら、ボールを投げ上げてもう1個のボールをそれに当ててみる。奥行き方向の目測が正しいかどうかのチェックにもなる。

Method 7

眼球運動・深視力

誌面のイメージを瞬時に把握する

新聞や雑誌を瞬間的に開いてパッと閉じる。そして、どんな見出しがあったか、どんな写真が載っていたかをできるだけ細かく思い出す。漫然と眺めていたのでは細部を認識できないし、一点を注視すると全体が読み取れない。繰り返し行なううちに細部まで読み取れるようになるはず。さっそく試してみよう。

Method 8

眼球運動・深視力

ボールを使ってお手玉をする

左右の手にそれぞれボールを持ち、同時に投げ上げてキャッチする。あるいは複数のボールを、お手玉のようにジャグリングする。複数のボールの動きを同時に認識することで、周辺視野を広げるトレーニングにもなる。最初は難しいが、慣れてくれば歩きながら、またはゆっくり走りながらでもできるようになる。

プラスαメソッド❸

スポーツマッサージでカラダのコンディションを整える。

構成▼平野史　取材協力▼三宅スポーツマッサージ

トップアスリートのフィジカルケアを担当する「アスレチックトレーナー」の仕事とは？

サッカー日本代表合宿の練習日は、おおむね次のように始まる。まず練習グラウンドにスタッフと、ボールなどの用具を載せたワゴン車が現われる。スタッフたちはグラウンドに用具を持ち込み、準備を始める。それから十数分後ぐらいに、選手たちを乗せた大型バスが到着するのだ。この儀式はいつも変わらない。

手慣れた様子で準備を始めるスタッフを初めて見た人は、誰がどんな肩書きを持っているのか判断はできまい。同じトレーニングウェアを着たスタッフ全員で荷物をグラウンドに運び込むからだ。その中には協会の総務、ホペイロ（用具係）、代表ユニホームのスポンサー契約をしているスポーツ用品メーカーの派遣社員、ときにはドクターも混じっている。

そして、その中にはアスレチックトレーナーもいる。トレーナーたちは練習前に選手にテーピングを施し、終了後にはマッサージを行なう。マッサージは、宿泊先のホテルに帰ってから行なう選手と、練習終了直後に行なう選手とに分かれる。コメントがほしいお目当ての選手が練習直後にマッサージを始めた場合、我々報道陣はグラウンドの片隅でひたすら待ち続ける。

長年、そんな風景を見続けていたある日、気づいたのである。トレーナーに身体を預けている選手の表情は、時として無防備なほどにリラックスしていることを。そしていつしか、トレーナーと選手の間には強い〝絆〟があるのではないかと思い至るようになった。

選手とトレーナーの〝濃密な関係〟

三宅公利氏はスポーツ界では有名な、三宅スポーツマッサージの代表。三宅スポーツマッサージは日本トレーナー協会に所属し、サッカー日本代表、Ｊリーグの湘南ベルマーレ、プロ野球選手からアマチュアのスポーツ選手まで、多くの選手たちのケアを手がける。

「たしかに、選手と僕らの間には信頼関係が必要です。というよりは、まずは信頼関係をつくらないといけない。たとえば、こういうことが言えます。僕はトレーナーとして何十年ものキャリアがある。その一方で、あるチーム専属の若いトレーナーがいたとします。彼のキャリアは1、2年程度、チームに付いてからも1年ほど。それでたまたま僕が、そのチームに出向いて1週間ほど選手たちを診たとする。選手たちはどちらを信用すると思います？　僕じゃない。間違いなく、若いトレーナーのほうです。たとえキャリアが浅くても、1年間かけて信頼関係を築いてきた若いトレーナーのほうに行きますね」

スポーツ選手の資本は〝頭脳と身体〟である。そのどちらが欠けても一流にはなれないのだが、とりわけ身体のケアは重要である。選手がトレーナーに自分の身体を任せるというのは、サラリーマンが自分の全財産を他人に預けるようなものである。全幅の信頼を寄せられない人間に、すべてを託すわけがない。だからこそ、信頼関係を築いたトレーナーと選手の間には、ほかの人間が簡単には割り込めない〝濃密な空間〟が存在する。

ただしそれは、選手とコーチの関係にありがちな師弟関係という感じはしない。強いてたとえれば、きわめて仲の良い親兄弟、あるいは無二の親友に近いと思う。

三宅氏は、湘南ベルマーレがベルマーレ平塚を名乗っていたときからチームを診てきた。その当時、ベルマーレには中田英寿がいた。三宅氏は中田と連絡を取り合い、身体のケアを行なっていた。

「中田のところにも、ウチから1人、トレーナーが行っていたんです。ウチには何人ものトレーナーがいるんですけど、中田は『三宅さんか、○○さんがいいんだけど』って、指定してきましたね。これは中田に限ったことではなく一般論ですが、選手にしてみれば『この人に診てもらったのだから』という安心感も必要なんだと思います」

では、トレーナーはどのようにして選手と信頼関係を築くのだろうか？

「僕が気をつけているのは、トレーナールームでいかに選手に心を開いてもらうか、ということです。選手が心を開きやすい環境をトレーナールーム内に作る。選手の言うことに聞く耳を持ち、悩みを共有して一緒に解決してあげるような態度、とでもいうんでしょうか。こちらにはそういう姿勢がある、ということを彼らに伝えないといけない」

トレーナールームでの話の内容も、グチや人生相談、さらには恋人と食事をするときの店の相談まで、なんでもありの世界だ。

元サッカー日本代表選手への〝特効薬〟

だが、そんな関係であるがゆえに、トレーナーは選手の心にケアを施さなければならないときもある。その一例として三宅氏は、ある元日本代表選手の話を始めた。

その選手は、ある試合のケガがもとで靭帯を傷め、ギプスで固定した。チームドクターは復帰まで4週間と診断。しかしケガは予想以上に長引き、2カ月ぐらいでやっとジョギングができる程度に回復。現場に戻ってみると、伸び盛りの若手選手が自分のポジションを脅かすようになっていた。その選手は焦り始めた。

「彼本来のプレーができなかった。でも我々が触っても腫れはひいていたんですね。ドクターもいろんな検査をしたけど、捻挫のほうも問題ないし、筋肉の衰えも回復している。なにが原因で本来のプレーができないのかわからない。じつは彼は〝心の病〟に陥り、別のことに原因を求め始めていたのです」

ひどいケガなのにベンチの対応が遅かった、あるいはドクターの診立てが間違っていた、と言い始め、不振の原因をそこに持っていこうとしたのだ。

「僕は、彼がチームに入ってきた頃からの信頼関係があったので、なんとか彼の悩みを共有して解決しなければいけないと思った。でも、これには本当に困って、悩みました」

トレーナールームでは本音を語るその選手と話し合いを重ね、なにか気持ちを切り替えさせるきっかけを、と思い立った三宅氏は、知り合いのドクターを紹介することにした。

「足首に関して日本一のドクターがいるから一度診てもらえ、と言ったんです。実際は足首が専門というわけではないんですが、そこで注射を打ってもらった。すると『なんか今度の注射はいいみたい』って（笑）。それまで痛いと言っていた足首が、急に治るわけはないんです。要するに彼も、きっかけがほしかったんだと思います。その後はまじめに練習に取り組んで、ポジションを取り返しました」

トレーナーの仕事には、心のケアまで含まれている。むろん、我々がトレーナーと聞いてイメージするような仕事も、重要であることは言うまでもない。つまり身体のケアである。主な仕事はケガの予防と回復、それと調整である。

三宅氏によれば、とくに重要なのは予防である。たとえばオフに行なう体力測定で筋力のバランスを診る。そこでバランス調整を行ないつつ、弱い筋肉を徐々に高めていく。または足裏の写真を撮って、いわゆるアーチがつぶれているか否かを診る。

過去に肉離れを起こし、現在でも筋肉に影響を及ぼしているような選手に対しては、たとえばそれがふくらはぎならばサイズを測り、バランスの悪いほうの筋力トレーニングのメニューを作成し、指導する。

「要するに、いかにケガをしない環境を作るのかが重要なんです」

具体的には、スポーツマッサージ、テーピング、ストレッチング、整体、電気治療、さらには鍼治療をも施す。トレーナーの仕事は、これほど多岐にわたっている。とくに選手たちの身体のケアのため、日常的に行なうスポーツマッサージは重要だ。三宅氏ぐらいの実績があると、指先で選手の身体の状態が判断できる。

「感覚的なものなので、口で説明するのは難しいんですが、この筋肉の張りは疲労からくるものなのか、ケガに結びつきそうか。そういうことは指先でわかります。その選手のベストの状態を触っていれば、もっとわかりやすいですね」

身体に触れるだけで選手名を言い当てる

現在、三宅氏個人は（サッカー選手以外も含めて）１００人ほどの選手を診ているが、三宅氏は、そのほとんどの選手の筋肉を指先で覚えている。野球、サッカーなど競技種目がわかれば、目隠しをしても選手名を言い当てることができるという。

「身体の中でとくに覚えやすいのはふくらはぎですね。ふくらはぎは個人差が大きい。それはどのスポーツでも同じです。身体を触っているうちに、その選手と前回話した内容まで思い出すんですよ。選手は『よく覚えているね』って驚くけど、そういうものなんです。逆に選手のほうも、僕が疲れていたりすると『どうしたの？』と聞いてくることがあります。どうやら指先を通じて僕の体調がわかるようです」

またその指先で、鍼を打つツボも探り当てる。それは教科書どおりのツボではなく、三宅氏が苦労して体得した指先の感覚に頼ったものだ。実際に彼はその技で、自身の息子を苦しめていた重度の喘息をほぼ治してしまった。当然、〝財産〟である指先には、日頃から並々ならぬ注意を払っているという。

「ツボは右手の中指か人差し指で探るんですけど、硬いものを指で触るのが怖いんですよ。家では日曜大工でトンカチも持ちますけど、やっぱり怖い。ボールペンで机を叩くような金属音も生理的に受けつけません。なんか嫌ですね（笑）」

＊

トレーナーの仕事は、想像以上に多岐にわたるものだ。セラピストという側面を求められる一方で、指先の職人芸も必要とされている。さらには科学的な裏付けも忘れない。

スポーツトレーニングの方法が日々進化する中で、その仕事が複雑化するのは当然であろう。

三宅公利は、そんな時代の先端を歩むトレーナーなのだ。

疲れたカラダをケアする、セルフマッサージを極める!

構成▼平野史　写真▼中村史郎　イラスト▼勝山英幸　取材協力▼三宅スポーツマッサージ

トレーニングの疲れを明日に残さない。これぞトップアスリートの意識だ。三宅公利トレーナーがセルフマッサージを直伝する!

長時間のデスクワークで肩がこる、スポーツの後に筋肉の張りを感じる。そんなとき無意識に手を伸ばしてさすったり揉んだり……。そんな経験は誰にもあるはず。「それは身体が『ケアして』というサインを出しているんです。決して無視しないでください」

と、三宅トレーナーは警告する。

たとえばギックリ腰。ギックリ腰といえば、あるとき突然起こるトラブルと思いがちだが、実際は違う。わずかな筋肉疲労が長い時間をかけて蓄積してきた結果が、激痛となって現われたにすぎない。突然……と思ったのは、あなたが身体からの〝サイン〟を見逃してきた証拠なのだ。

運動後の疲れ、あるいは仕事の疲れなどを侮ってはいけない。そのつど取り除くように心がけよう。それが蓄積疲労の予防になる。

セルフマッサージの利点は、自分でマッサージを行ないながら、身体のコンディションをチェックできること。そのためにも「平常時の筋肉の状態」や「疲れているときの筋肉の状態」など、マッサージする際の掌や指の感覚を、意識的にインプットしておくといい。

ここで紹介するセルフマッサージは、いずれも座ったままでできる簡単なものばかり。仕事の合間に、あるいはテレビを見ながら、気軽に行なってみてほしい。無意識に手が動くようになれば、身体コンディションを常に良好な状態でキープすることができるはずだ。

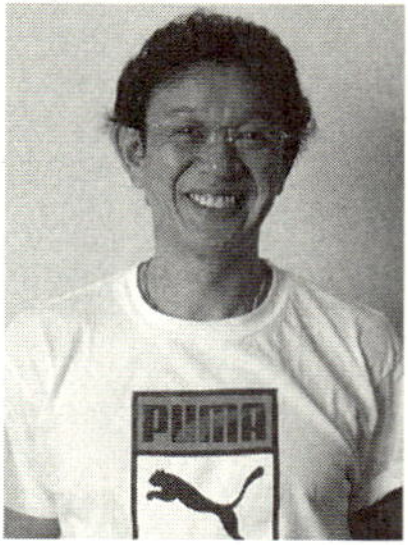

マッサージ指導　三宅公利（みやけ・きみとし）
1952年生まれ。77年からフジタ工業（現、湘南ベルマーレ）のトレーナーに就任。サッカー日本代表チーム、Jリーグ、プロ野球、陸上競技などのアスリートから一般人まで、幅広く治療活動を行なっている。スポーツトレーナーの第一人者。

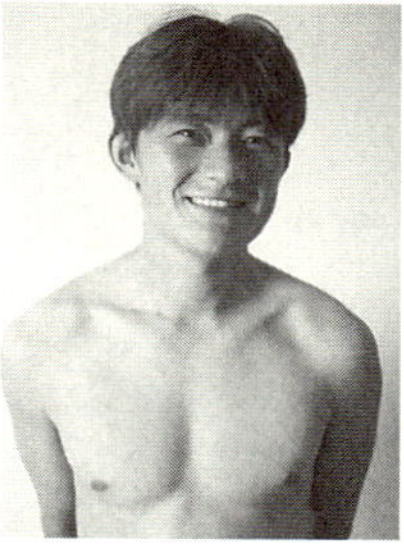

モデル　岩本輝雄（いわもと・てるお）
1972年生まれ。プロサッカー選手。フジタ工業に入団し、後に京都パープルサンガ、川崎フロンターレ、ヴェルディ川崎などを経て、ベガルタ仙台。ファルカン監督時代に日本代表入り。日本を代表する左サイドとして活躍した。日本人離れした、パワフルな左足のシュートが魅力。

顔面部

額から鼻筋にかけての「Tゾーン」には、首から上の各部に効くポイントが集中。

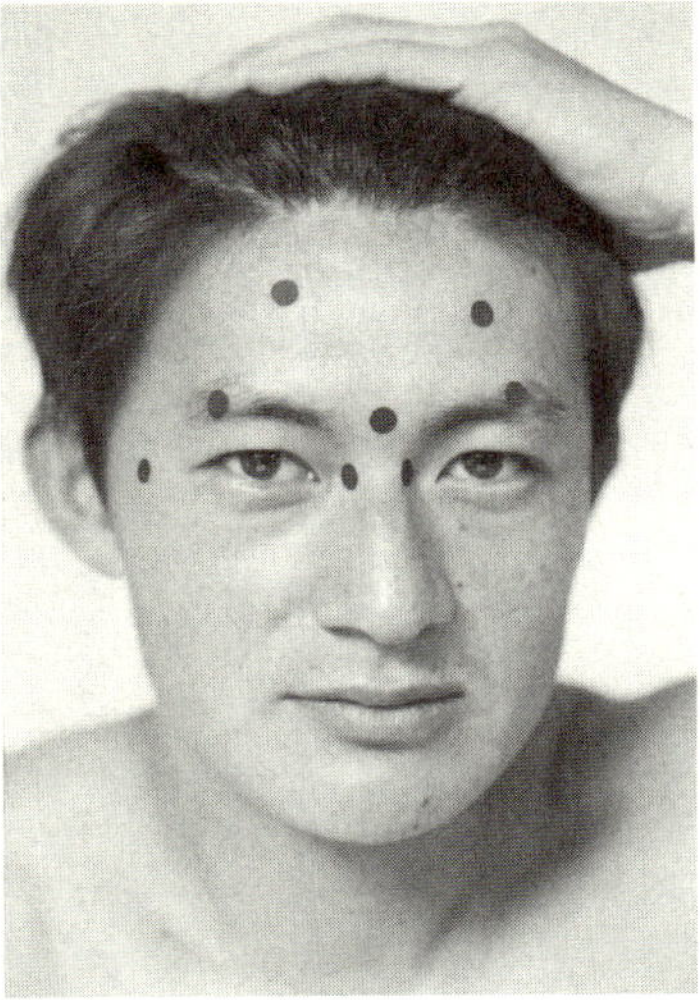

顔面には目、耳、頭などへの反応ポイント（ツボ）が集中している。ここではとくに、頭痛や目の疲れに有効なマッサージを紹介したい。これは三宅トレーナーがプロ野球選手にも指導したマッサージ法で、とくに打席に向かう直前のピンチヒッターには、「目が開くようになった」と好評だったという。具体的には視野が広がり、視界が明るく感じられるようになる。長時間のパソコン使用などで疲れた目にも有効だ。職場や家庭でも、気軽に試してみよう。

顔面部のツボへのマッサージ

上▼4本の指を、(瞼の上から) 眼球と眼窩の間に、痛みを感じる手前まで押し込み、10カウント (約7秒) 数える。眼精疲労をやわらげ、視野を広げる効果がある。

下▼眼窩と鼻筋が交わる部分の付け根に両親指を押し当て10カウント。頭痛や眼精疲労に効果がある。指を押し込むのではなく、腕を固定して、頭の重みで圧力がかかるようにすると効果的だ。

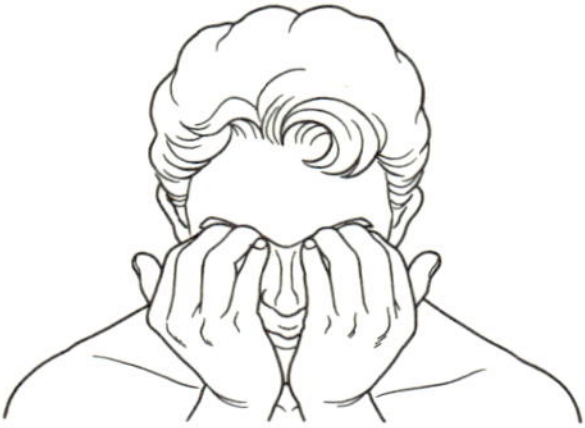

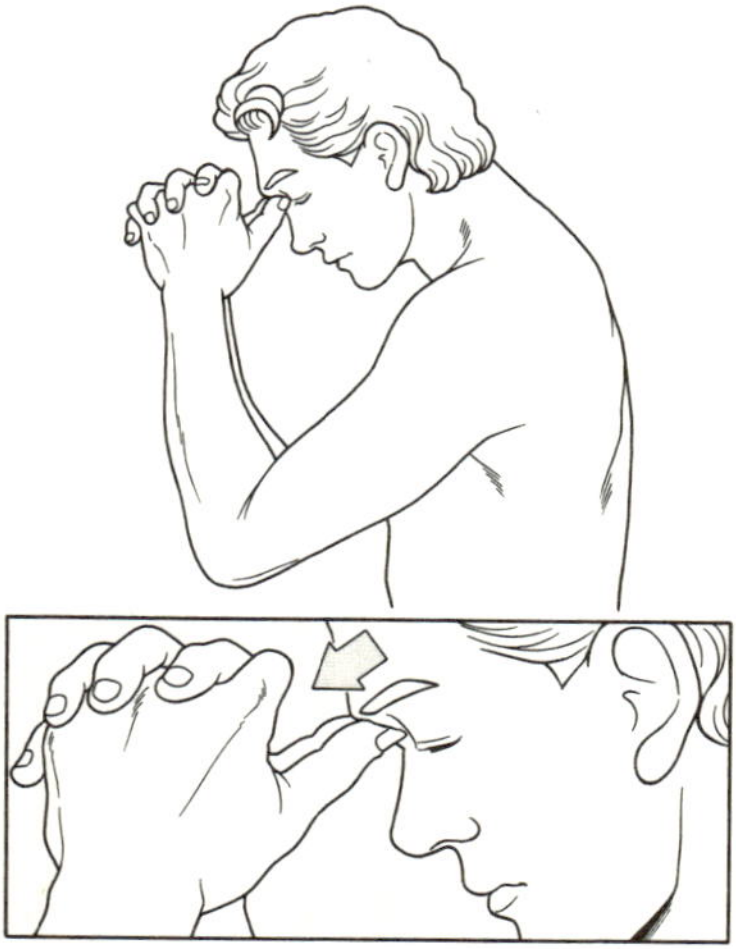

首・肩・胸

日常生活でも、とくに疲れが出やすい部位。ツボを正しく意識しながら、丹念にケア。

首や肩は、日常生活でも、とくに疲労が蓄積しやすい部位。ここで紹介するマッサージは、肩こりや首の痛み、腕のだるさなどに効果的。「たとえば、ずっと同じ姿勢で仕事を続けて疲れを感じると、無意識に伸びをしますよね。そんなときに2、3種類のマッサージを行なうだけで、身体のほぐれ具合が、かなり違います」（三宅氏）。ちなみに、首や肩だけでなくマッサージ全般に言えることだが、ツボを探すコツは「押して痛みを感じるところ」と覚えておこう。

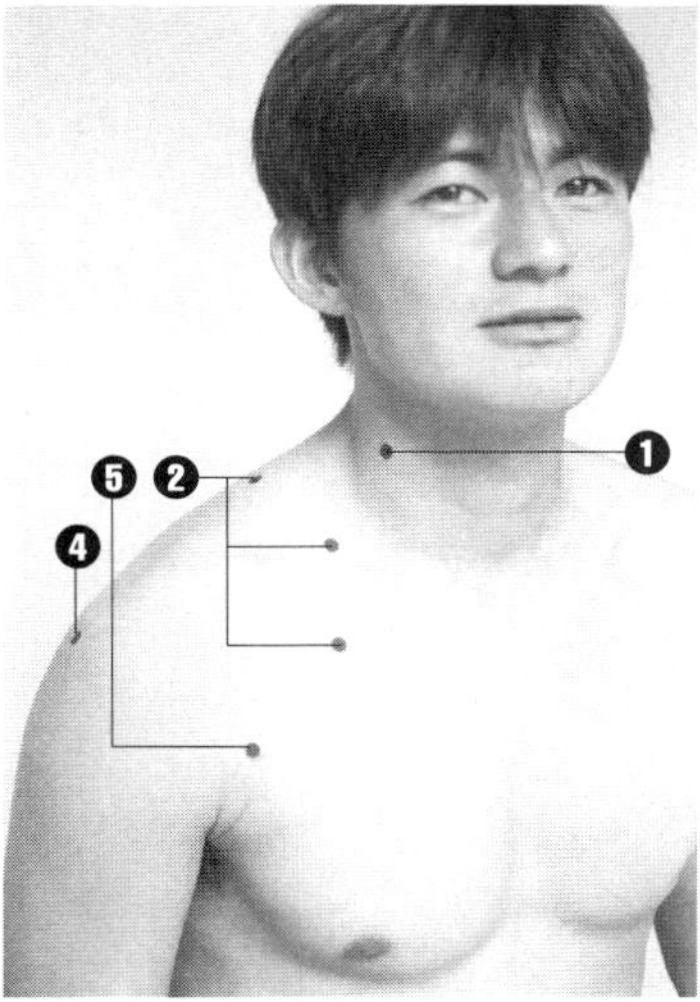

❶胸鎖乳突筋へのマッサージ

首筋から胸へと連なる筋肉を、親指と人差し指でつまみ、首をゆっくりと上下に動かす。筋肉のこりが徐々にほぐれていくのが実感できるはず。運動の前後に2分間ぐらい行なおう。ちなみに、このマッサージは、三宅氏が身体のケアを担当していた中田英寿のお気に入り。むろん中田に伝授したのは三宅氏である。肩こりや目の疲れにも有効。

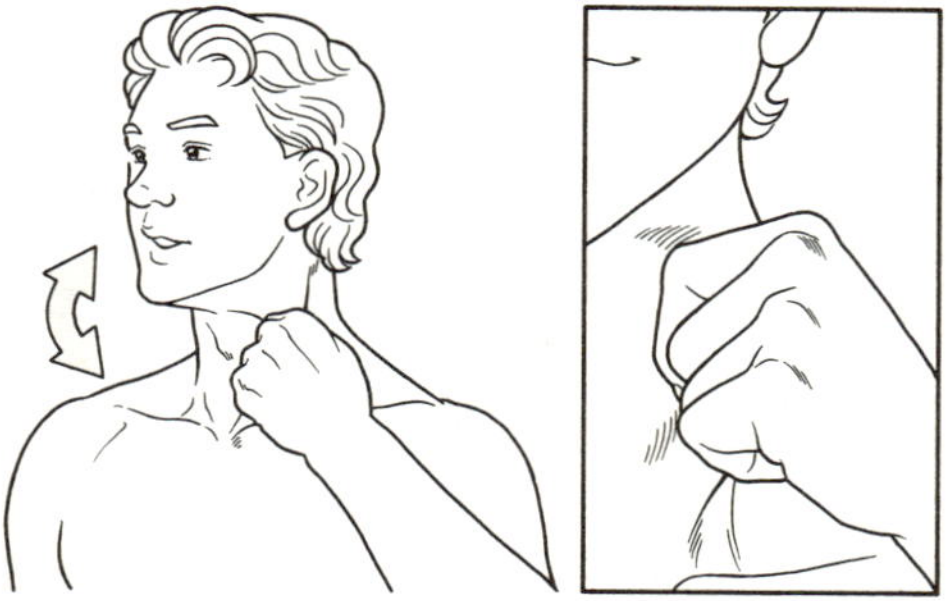

❷肩井(けんせい)**、缺盆**(けつぼん)**、中府**(ちゅうふ)**へのマッサージ**

177ページの写真で、上から肩井、缺盆、中府。いずれのツボも、揉み込んだときに圧迫感を感じる場所を探すとわかりやすい。身体の右側は左手で、左側は右手でポイントを揉み込む。このマッサージに関しては例外的に、多少の痛みが伴っても構わない。回数の目安は左右各10回ぐらいだが、痛みが薄らぐまで連続して行なってもよい。とくに肩こりに効果てきめん。

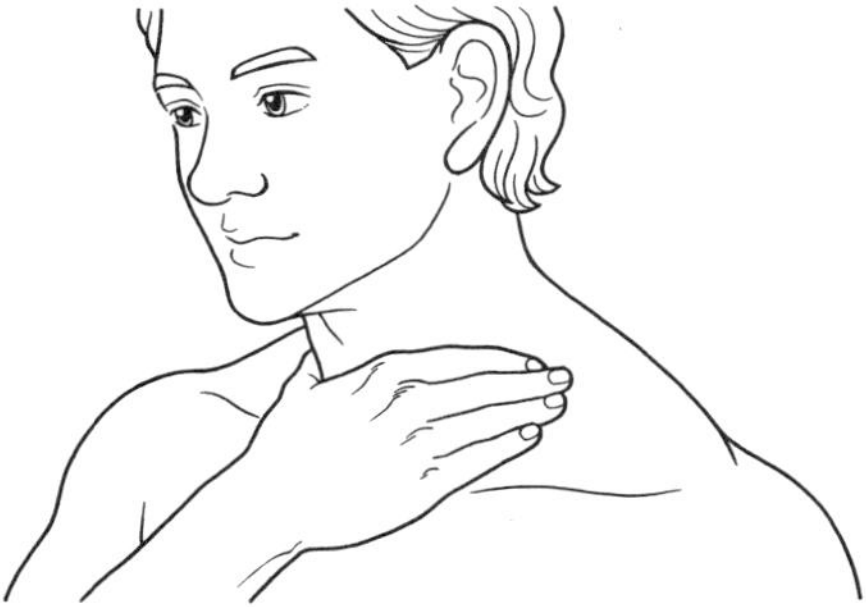

❸首の前後運動

両手を組んで後頭部に当て、頭を前に倒す。その状態で10カウント。腕の力で頭を押し下げるのではなく、首の力を抜いて腕の重みだけでじんわりと首の後部を伸ばそう。次に顔を上に向け、親指で顎を押し上げる。これもそのままの状態で10カウント。前後で1セット。2、3セット行なう。息は止めないように。鼻で自然に呼吸する。とくに肩こりに効果的だ。

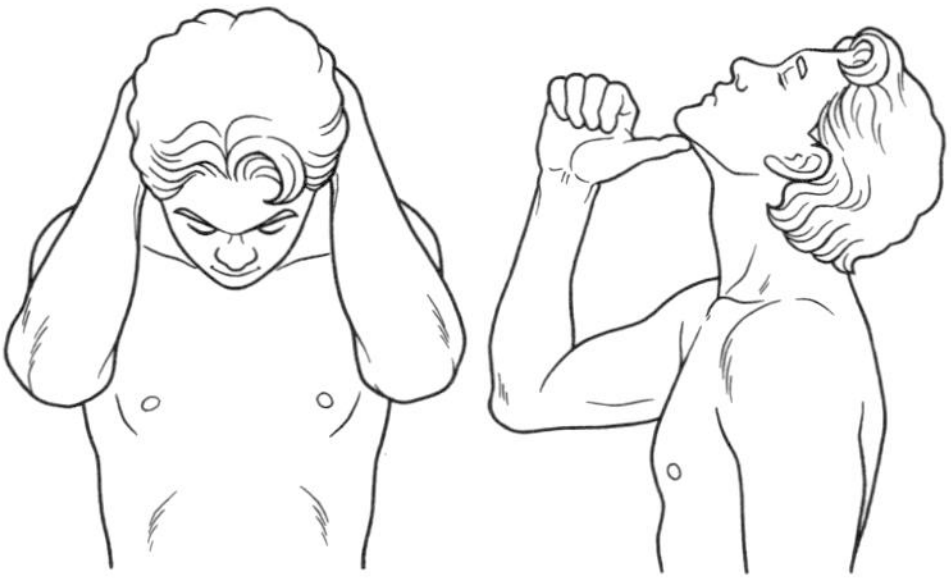

❹肩髃（けんぐう）へのマッサージ

五十肩と肩こりに効くマッサージ。肘を水平に上げたときにへこむ部分を指で圧迫しながら、肘を前から後ろへと10回ほど回す。これを左右の腕両方ともやってみよう。指を使ったマッサージすべてに言えることだが、爪が長いとツボを探すときにじゃまになるし、皮膚に爪が食い込んで、マッサージの効果を実感しにくくなる。爪はきちんと切っておこう。

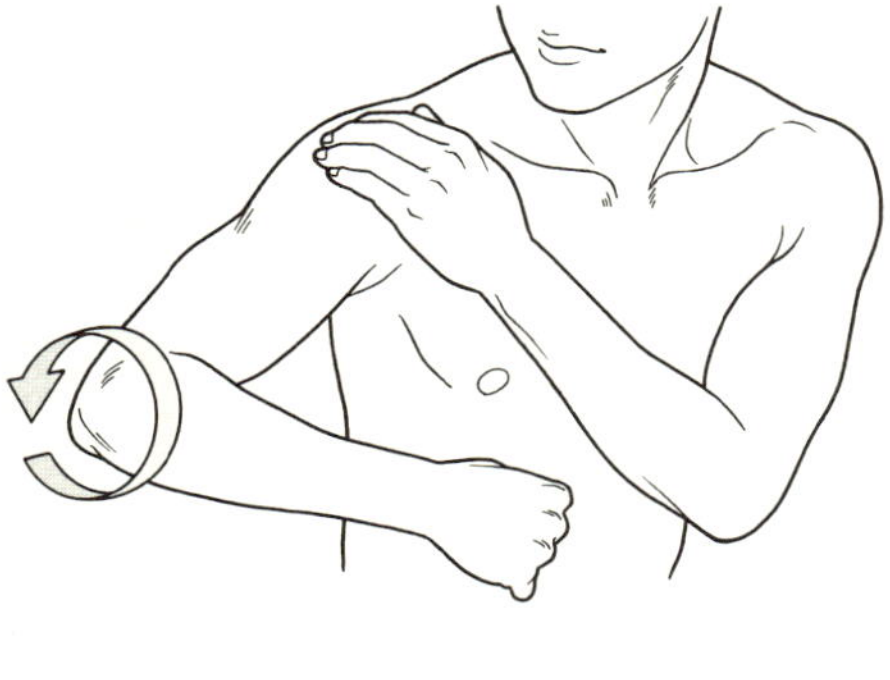

❺大胸筋（極泉(きょくせん)**）へのマッサージ**

肘を水平に上げ、脇の下から大胸筋を小さくつまんで、親指の当たる部分が極泉だ。肘を後ろから前へ回して痛みを感じる箇所を探すとわかりやすい。この際、大きくつかめば大胸筋全体に作用する。やや痛みを感じる程度の力を加えながら肘を10回転。終わった後に痛みは残らないので大丈夫。左右ともマッサージする。肩こりに効く。

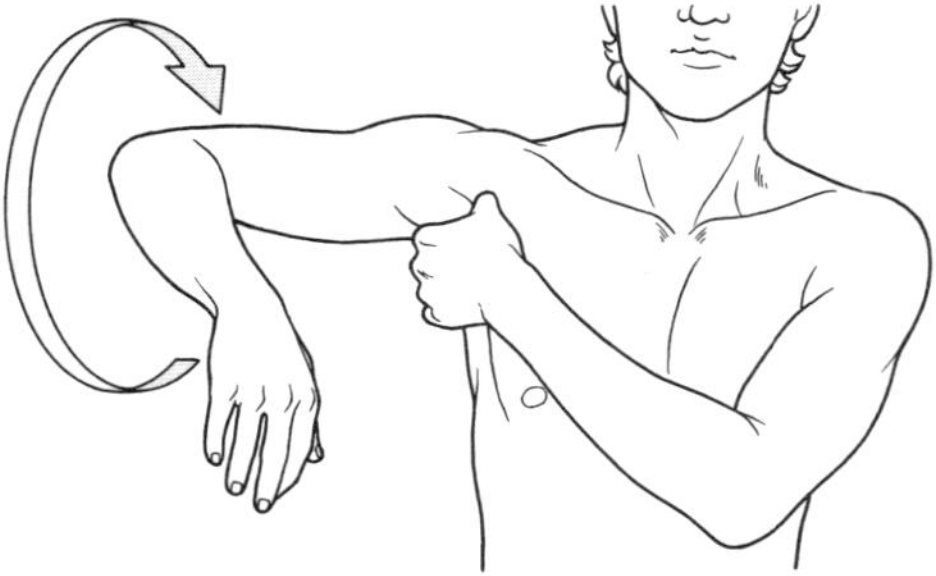

❻胸部反応点へのマッサージ

左の写真に示したポイントは、肩の筋肉に作用する反応ポイント。肩の疲れ、とくにテニスや野球のプレー後に生じる疲労に効果的だ。親指を除いた4本の指で左右10回ずつ揉み込む。スポーツの前後だけでなく、咳が続いて胸が痛い、というような症状にも効果あり。

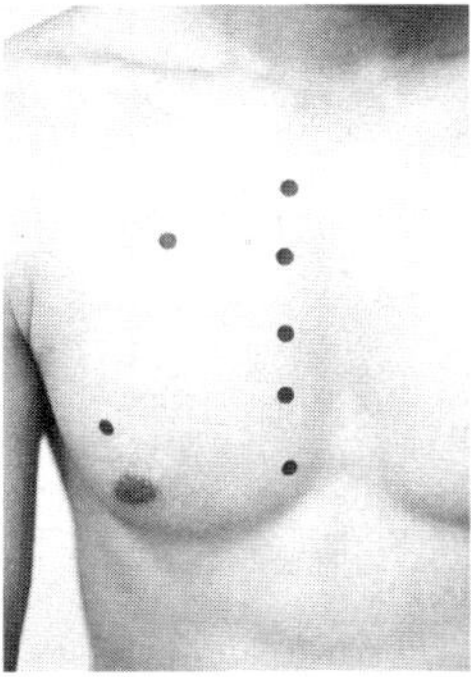

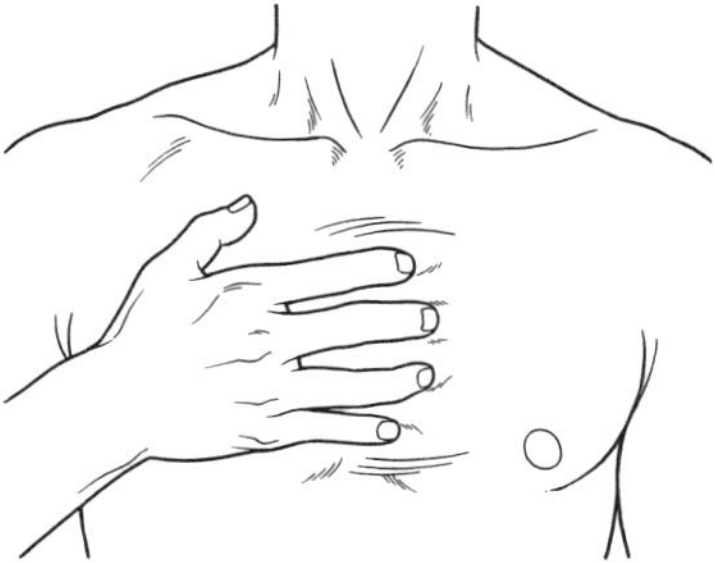

手・腕

野球、テニス、スカッシュ……腕を酷使する競技では手首や肘の故障予防のために、適切なケアが不可欠。

手や腕へのマッサージは肩こり、首の痛み、腱鞘炎、歯痛など、さまざまな症状に効果をもたらす。

スポーツに関係する故障では手首の腱鞘炎がある。野球、テニス、スカッシュなど、手首を集中的に使うスポーツなどで見受けられる。スポーツから派生するものではないが、美容師や理容師、あるいは1日じゅうパソコンのキーボードを叩いている人など、職業的な理由から腱鞘炎になるケースも多い。

またスポーツでは、いわゆる〝テニスエルボー〟や〝野球肘〟がある。これらは肘関節の障害であるのだが、趣味レベルで楽しんでいる人でも、テニスエルボーなどに悩んでいる人は多い。その原因のひとつには、運動の前後に行なう（スポーツマッサージを含めた）ウォームアップとクールダウン不足がある。ウォームアップとクールダウンは今や常識で、さすがにプロの選手たちは自分の身体の管理意識が高く、トレーナーからの指示などで予防策も徹底している。

そう考えると、むしろ趣味レベルでスポーツを楽しむ人のほうが、故障する可能性は高いといえそうだ。誤った方法でウォームアップやクールダウンを行なったり、おざなりにやるのでは意味がない。

スポーツマッサージは、使いすぎた筋肉の疲労を回復し、充分に機能を発揮させるためのものだ。腱鞘炎やテニスエルボーなどの予防のためにも、適切なスポーツマッサージをぜひ覚えていただきたい。

❶後谿（こうけい）へのマッサージ

拳を握って、小指側にできる最も太いシワの先端が後谿。指先を強く押し込むように動かすと、腱のような感触があるはずだ。人差し指に中指を重ね、腱を指先で弾くように10回ほど揉み込む。その際にツーンと痛みが走るようなら、正しくツボを刺激できている証拠だ。ムチ打ち、首の痛み、寝ちがえ、肩こりなどに効く。

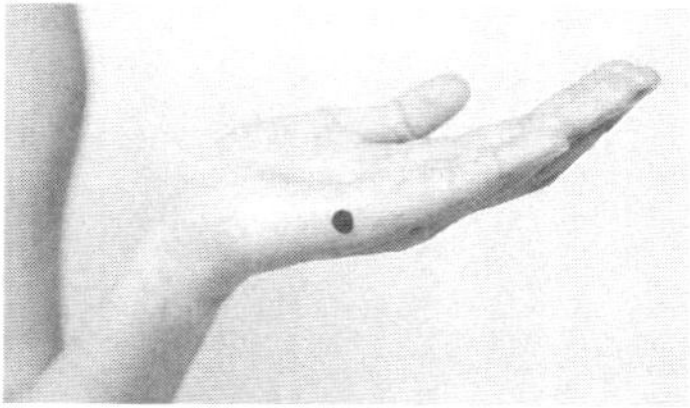

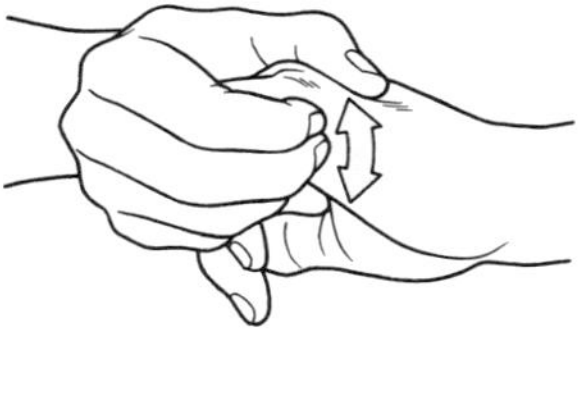

❷上腕二頭筋へのマッサージ

腕を身体につけると腕の付け根付近にシワができる。そこの内側を親指で探るとコリコリした感触があり、さらに強く押すとだるい感じがする箇所があるはずだ。だるさを感じる程度の力で指圧しながら、ゆっくりと肘を左右に回転させてやろう。肩から首へと連なる筋肉（上部僧帽筋）に作用する。回数は10回。肩こりに効く。

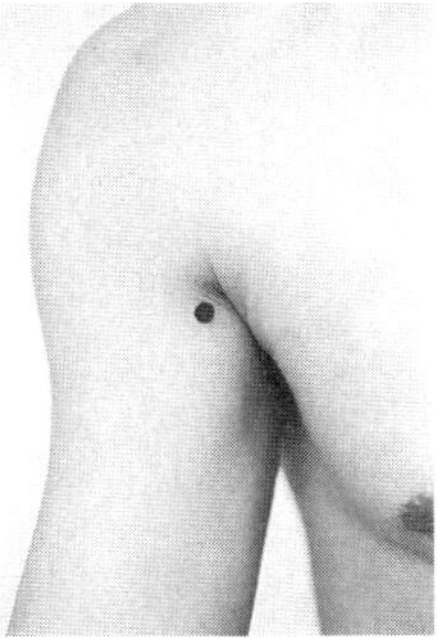

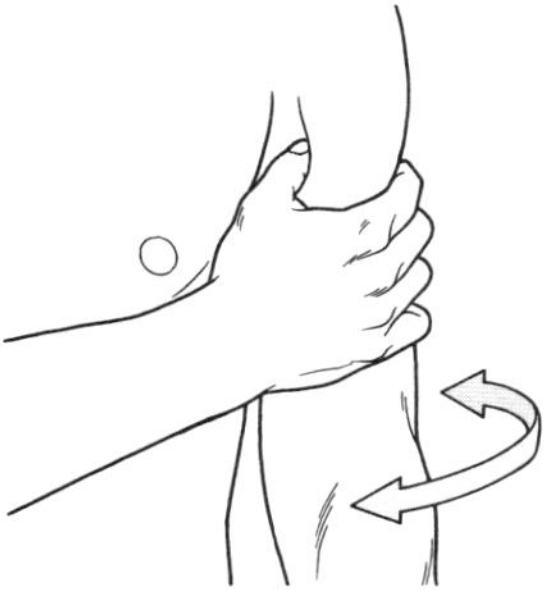

❸少海（しょうかい）へのマッサージ

テニスエルボー（フォアハンドストロークで痛みが出るケース）や、野球のピッチャーに多い肘の故障に効果的。腕を曲げた際に、肘の内側にできるシワの先端を親指で押さえながら、肘を内から外へゆっくりと回す。その状態で10カウント数える。

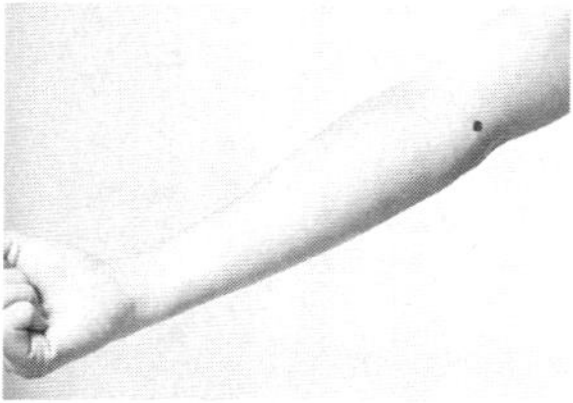

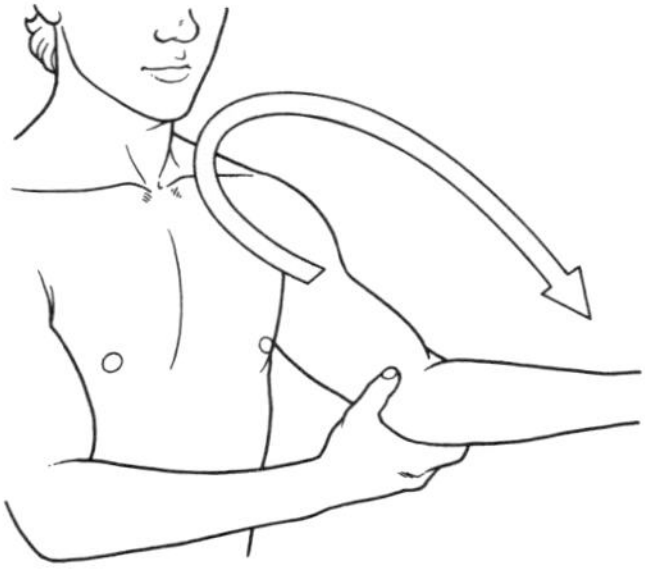

❹曲池(きょくち)へのマッサージ

テニスエルボー（バックハンドで痛みが出るケース）と、血圧の低下に効果的なマッサージ。今度は腕を曲げた肘の外側にできるシワの先端に小指をあてがい、中指の当たる箇所がポイント。前腕を外から内へとゆっくり回転させながら10カウント数える。

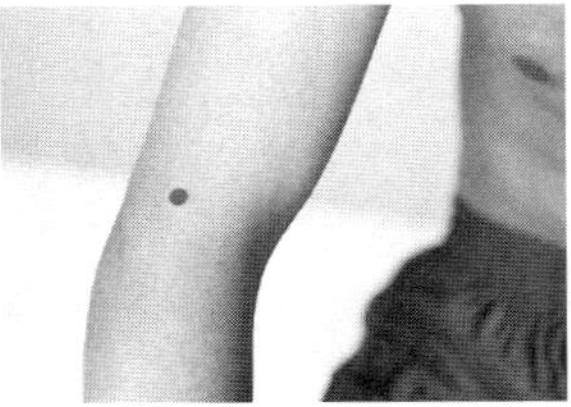

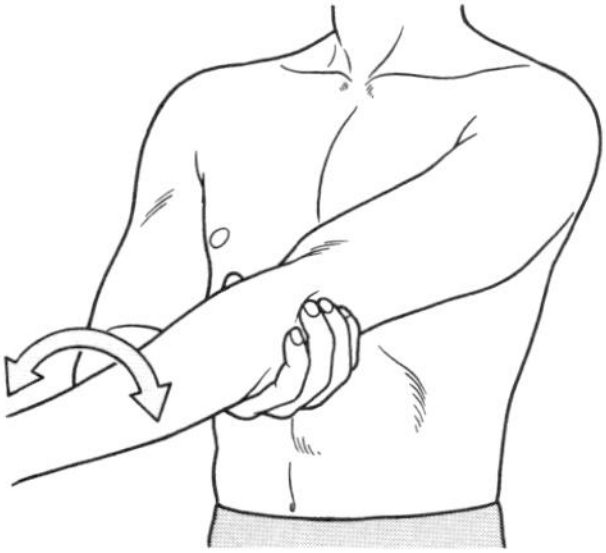

❺合谷（ごうこく）へのマッサージ

片方の手の指を揃えて伸ばし、親指と人差し指の骨が出会うあたりが合谷。もう片方の親指で図の矢印の方向に押し込むように揉みながら10カウント数える。合谷は、目の疲れをはじめ、歯痛、頭痛など、首から上のトラブルに効く万能ツボ。覚えておくと便利だ。

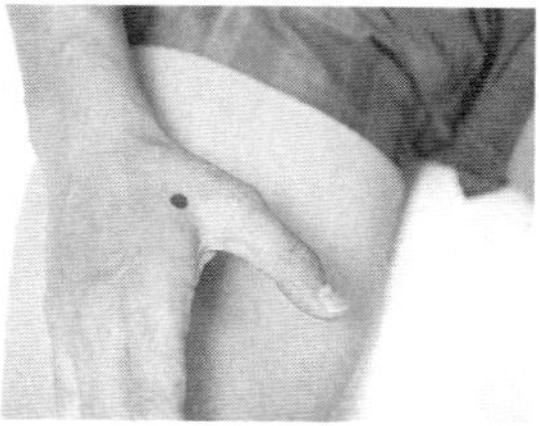

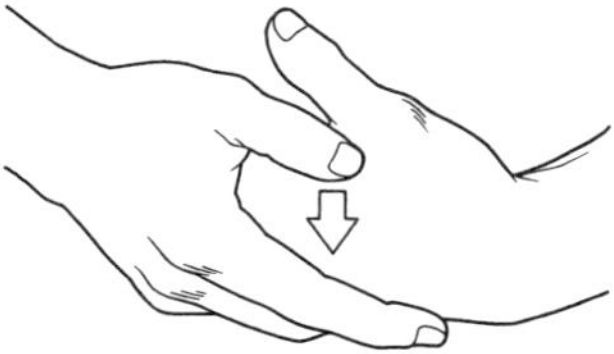

❻腰腿点（ようたいてん）**と骨間へのマッサージ**

小指と薬指から伸びる骨と骨の間に、人差し指と中指を差し込むようにして10カウント揉み込む。ツーンとする痛みがあるところがツボだ。骨に沿うように揉み込むと効果的。このツボは手、足、腰の疲れに効く。ちなみにギックリ腰のときは、ここに鍼を打つ。

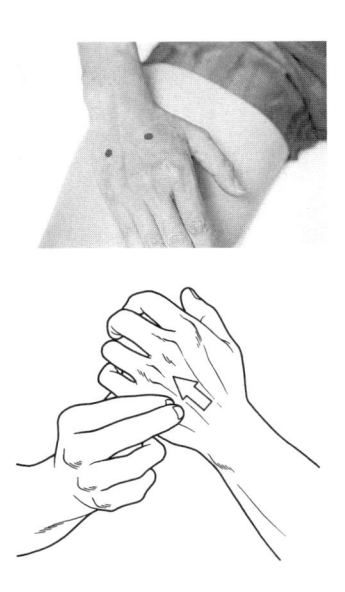

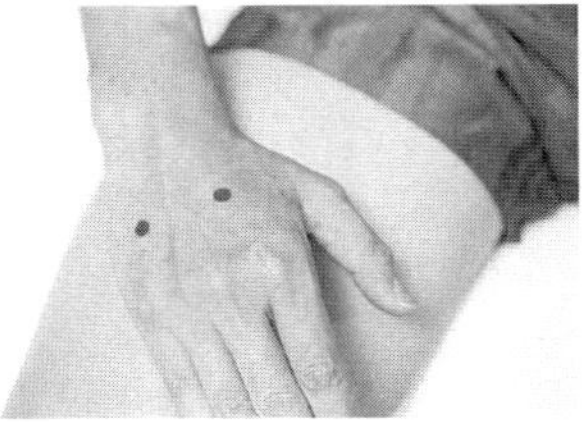

足・脚

スポーツに限らず、あらゆる動きで活躍する部位。
だからこそ、マメに手入れをしてあげたい。

よく〝脚（足）は第二の心臓〟といわれる。あるいは〝老化は脚から始まる〟などともいわれ、その運動効果の高さから、歩くことを奨励する医師は多い。脚は健康のバロメーターでもあるのだ。

その脚は、多数の複雑な筋肉で構成されている。たとえば大腿部前側だけでも縫工筋、大腿直筋、外側広筋、内側広筋など、一般の人には耳慣れないさまざまな筋肉が存在する。これらの筋肉に酸素を供給するために、脚には数多くの血管が集まっている。歩いたり走ったりすると、その筋肉が収縮と弛緩をくり返し、血液を心臓へと戻すポンプの働きをする。これが、〝脚は第二の心臓〟と称せられる所以だ。

そして、これらの筋肉が精緻で複雑な動きを織りなすことによって、我々は二足歩行ができ、スポーツを楽しむことができる。ただし、運動不足の人が急に長い距離を歩いたり、草サッカーや草野球をすると、翌日、脚の筋肉が痛んだり、だるかったりするのはよくあることだ。

脚の筋肉は激しい運動などで、使えば使うほど収縮してくる。つまり、疲労によって筋肉が収縮する一方で弛緩しにくい状態になったとき、脚がだるくなったり、痛みを感じたりするのである。

そんな状態になった脚の筋肉はマッサージで弛緩を促し、元の状態に回復させてやることが重要だ。また、運動後のマッサージが、肉離れなどの故障の予防に大いに役立つことは言うまでもない。

❶風市（ふうし）へのマッサージ

まず、まっすぐに立って〝気をつけ〟の姿勢をとり、指先はピンと伸ばして体側に沿わせる。そのとき、伸ばした中指の先端に当たるポイントが風市というツボだ。その箇所を指先で押さえたまま座り、上体をやや前かがみにする。この姿勢からセルフマッサージを始めよう。このツボは揉んでも、叩いても効果がある。揉む場合は、親指の付け根の関節、あるいは親指の腹をツボに当て、回転させるように揉み込み、10カウントで1セット。叩く場合は拳（または図のように手のひらの付け根でもよい）で10回1セット。通常は1セットで充分だが、2セット行なっても構わない。風市は腰への反応点。このマッサージは腰痛にも効果がある。

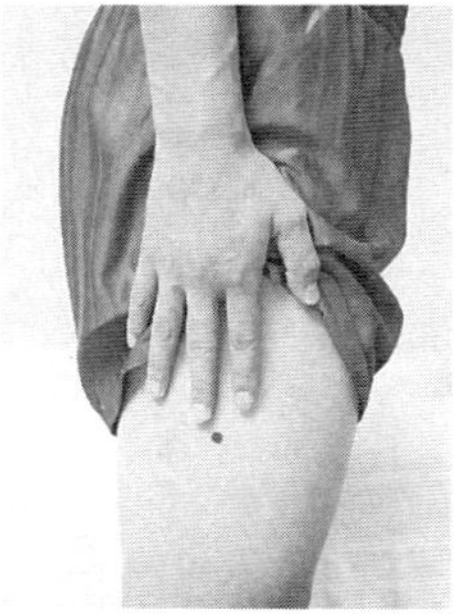

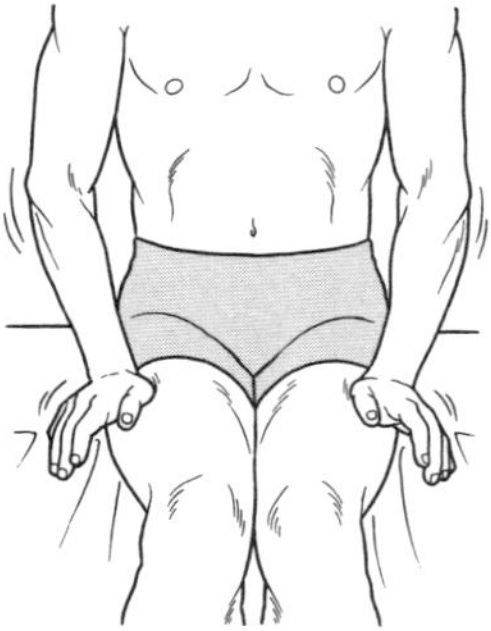

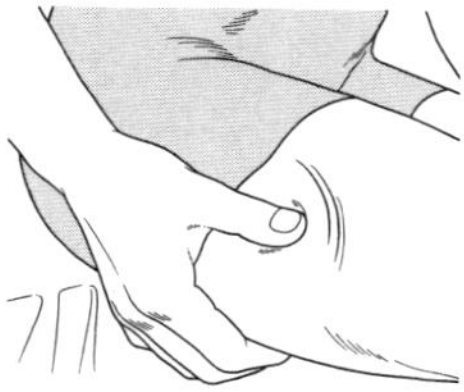

❷築賓（ちくひん）へのマッサージ

ふくらはぎのふくらみ始めから1㎝～1・5㎝内側が築賓。内くるぶしをあてがい、回転させる。ふくらはぎの疲れに抜群に効く。

❸承山（しょうざん）へのマッサージ

築賓のさらに裏側、ふくらはぎの中央部が承山。仰向けになって片膝を立て、立てた膝がツボに当たるようにして、足を前後に揺する。

❷

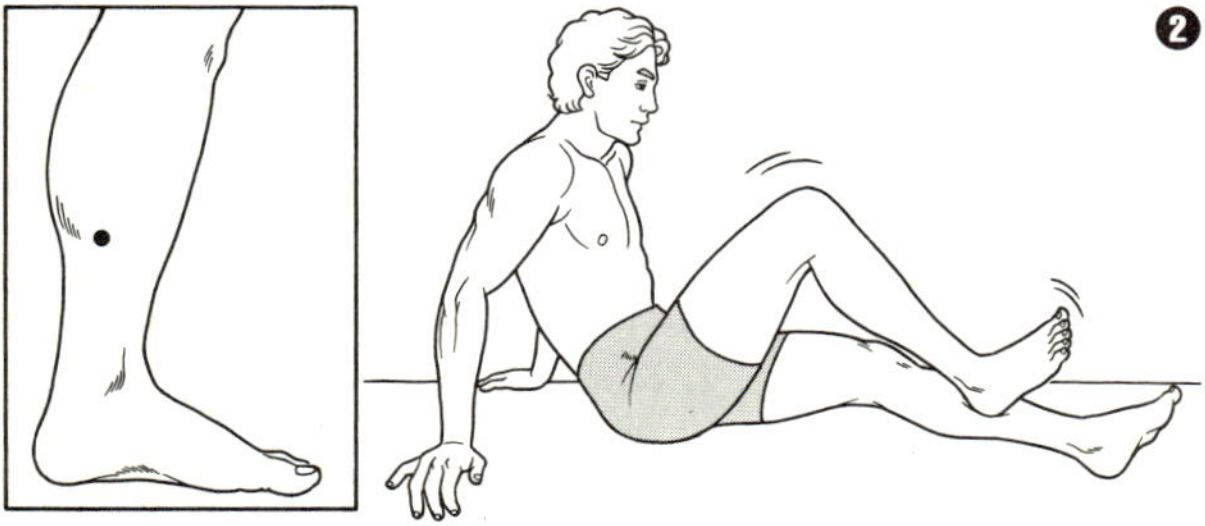

❸

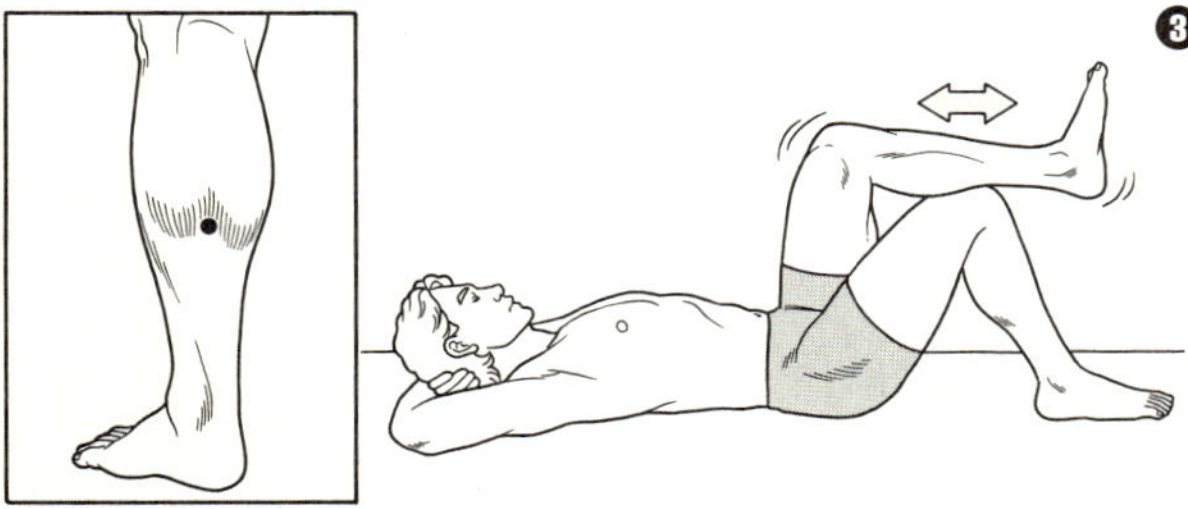

❹三里(さんり)**へのマッサージ**

すねの外側の筋肉、膝の下方外側にあるツボが三里。脚を伸ばして座った姿勢で脚を交差させ、曲げたほうの足の外くるぶしや踵で叩いたり、さすったりしてマッサージする。回数は10～20回ぐらい。脚全体の疲れをとるのに効果的だ。

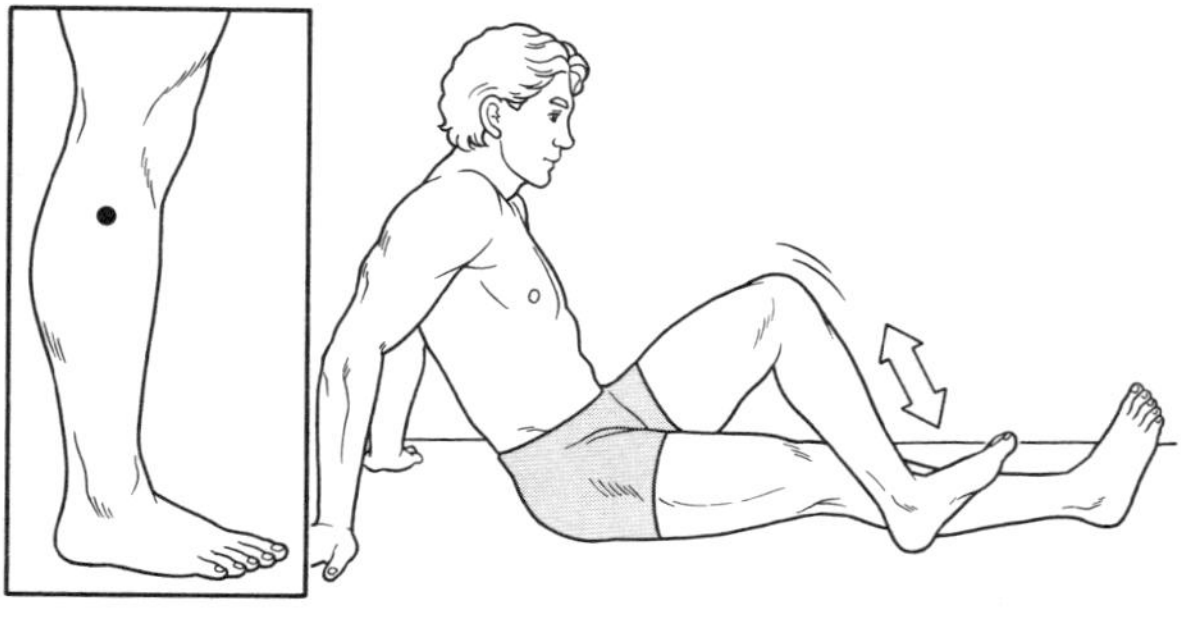

❺足底筋へのマッサージ

土踏まずのアーチは、地面からの衝撃を和らげる役割を果たしている。長時間歩き続けたり、立ちっぱなしの状態で疲労がたまると、アーチがつぶれ、やがて膝や腰にまで負担がかかるようになる。早めのケアが必要だ。両手の親指を重ねるようにして、図の矢印の方向に揉み出すようにマッサージ。土踏まずの内側、中央、外側を各10回ずつ。左右の足とも行なう。

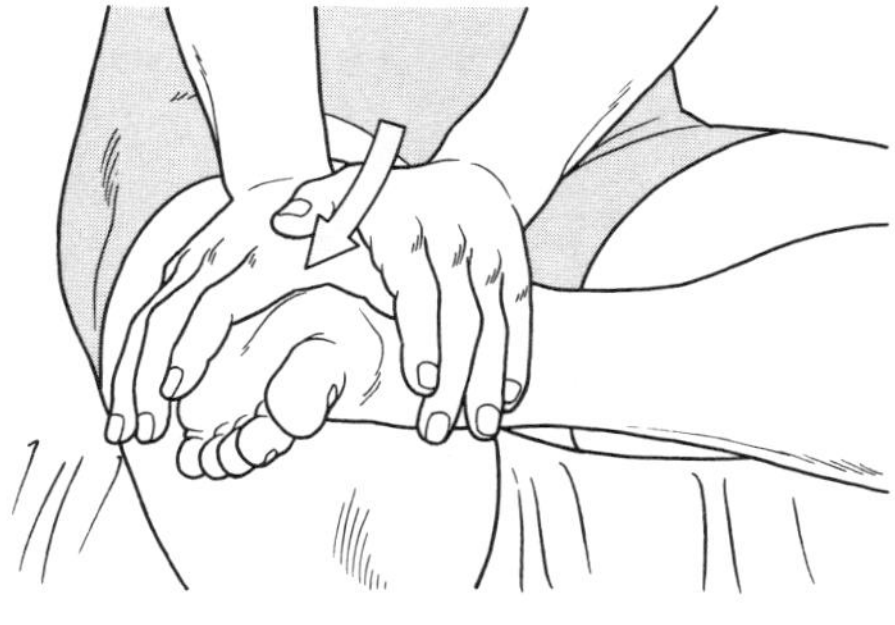

執筆者紹介

●青木まき子（あおき・まきこ）
編集者を経てフリーライターになる。女性誌、健康雑誌を中心に活躍中。
●梅澤聡（うめざわ・あきら）
編集プロダクションなどを経て、現在、フリーの編集&ライター。スポーツ企画を中心に各分野で活動中。

本書は2003年3月小社より刊行した別冊宝島841「運動神経がよくなるスポーツトレーニング」を改題、
文庫化したものです

宝島社
文庫

「運動神経」の革命 （「うんどうしんけい」のかくめい）

2008年11月19日　第1刷発行

編　者　別冊宝島編集部
発行人　蓮見清一
発行所　株式会社 宝島社
〒102-8388　東京都千代田区一番町25番地
電話：営業 03(3234)4621／編集 03(3239)5746
振替：00170-1-170829（株）宝島社
印刷・製本　株式会社廣済堂

乱丁・落丁本はお取り替えいたします

First published 2003 by Takarajimasha, Inc.
ISBN978-4-7966-6727-2

宝島社文庫　宝島社文庫 最新刊

書くだけで夢がかなう魔法の手帖術

佐藤富雄

手帖の使い方を変えれば夢がかないます！　1日、1週間、1ヶ月をデザインすることで、やがて思い通りの一生を実現できるように。今すぐ実践できる驚きの手帖術。

あした元気になれるツボの本

別冊宝島編集部 編

現代人に多い、パソコン操作などでおこる目の疲れ・肩こり、ストレスによる不調。こんな症状に、自分でできるツボ押し実践法がコレ！　急な辛さも自分で和らげられます。

常識やぶりの健康読本

別冊宝島編集部 編

人間ドックには行くな、スポーツはカラダに悪い、ダイエットするには好きなだけ食べろ、ストレスを感じない人こそ危ない…などなど、「健康の常識」を覆す、医学の新常識！

「運動神経」の革命

別冊宝島編集部 編

「自分は運動神経が鈍い」と思い込んでいる大人のために、誰でも運動神経がみちがえるほどよくなる方法を紹介。あきらめずに、まずは本書を読んでトレーニング！

齋藤孝の読むチカラ

齋藤孝

社会で生きる上で一番大切なのは、他人のセリフや文章を正確に読む力。東大入試の現代文が最良のテキストと語る著者が、社会人のために書いた「読むチカラ」の極意！